ESSAI

SUR

LES CONVULSIONS LES PLUS FRÉQUENTES

DES ENFANS EN ÉTAT DE FIÈVRE,

OBSERVÉES PENDANT PLUSIEURS ANNÉES A LA GUADELOUPE ;

THÈSE *présentée et soutenue à la Faculté de Médecine de Paris, le 13 août 1824, pour obtenir le grade de Docteur en médecine ;*

PAR C. J. V. CHALUPT,

Membre de la Société philotechnique, et ancien Membre du conseil spécial de santé de la Guadeloupe ; ancien Élève interne des hôpitaux de Paris, etc., etc.

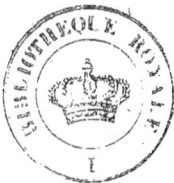

Νοσέει δὲ ζῶον ἑκασον, κατὰ τὴν ἰσχὺν ἑαυτου.
Chaque animal est malade dans les rapports
de sa constitution.   Hipp., *de Nat. inf.*

A PARIS,

DE L'IMPRIMERIE DE DIDOT LE JEUNE,
Imprimeur de la Faculté de Médecine, rue des Maçons-Sorbonne, n.° 13.
1824.

FACULTÉ DE MÉDECINE DE PARIS.

Professeurs.

MESSIEURS

LANDRÉ-BEAUVAIS, Doyen.
ALIBERT.
BÉCLARD.
BERTIN, Président.
BOUGON, Examinateur.
BOYER, Examinateur.
CAYOL.
CLARION.
DENEUX.
DÉSORMEAUX.
DUMÉRIL.
DUPUYTREN.

MESSIEURS

FIZEAU, Examinateur.
FOUQUIER.
GUILBERT.
LAENNEC, Suppléant.
MARJOLIN.
ORFILA.
PELLETAN FILS.
RÉCAMIER.
RICHERAND.
ROUX.
ROYER-COLLARD.

Professeurs honoraires.

CHAUSSIER.
DE JUSSIEU.
DES GENETTES.
DEYEUX.
DUBOIS.
LALLEMENT.

LEROUX.
MOREAU.
PELLETAN.
PINEL.
VAUQUELIN.

Agrégés en exercice.

ADELON.
ALARD.
ARVERS.
BRESCHET.
CAPURON.
CHOMEL.
CLOQUET AÎNÉ.
COUTANCEAU.
DE LENS
GAULTIER DE CLAUBRY.
GUERSENT, Suppléant.
JADIOUX.

KERGARADEC.
MAISONNABE.
MOREAU.
MURAT.
PARENT DU CHATELET.
PAVET DE COURTEILLE, Examinateur.
RATHEAU, Examinateur.
RICHARD.
RULLIER.
SEGALAS.
SERRES.
THÉVENOT.

Par délibération du 9 décembre 1798, l'École a arrêté que les opinions émises dans les dissertations qui lui sont présentées doivent, être considérées comme propres à leurs auteurs, et qu'elle n'entend leur donner aucune approbation ni improbation.

A MA MÈRE.

A MON BEAU-PÈRE,

MONSIEUR LEBLANC, D. M. P.

Amour, respect, reconnaissance éternels.

A

MONSIEUR BERTIN, D. M.,

Professeur à la Faculté de médecine de Paris ; Membre titulaire de
l'académie royale de médecine ; Médecin en chef de l'hospice
Cochin et de l'hôpital des Vénériens ; Membre de la Légion-
d'Honneur, etc., etc.

PRO OMNIBUS BENEFICIIS NUMQUAM MEMORIA DETRAHENDIS.

D. D

C. J. V. CHALUPT.

AVANT-PROPOS.

~~~~~~~~~~~~~~

Porté par des circonstances particulières, en 1814, à faire un voyage à la Guadeloupe, je ne tardai pas à me fixer dans cette colonie française, et à m'apercevoir qu'elle offrait un champ vaste à l'observation. En effet, sans compter la fièvre jaune sur le traitement de laquelle je ne sache pas qu'on ait rien établi de nouveau, malgré les dernières recherches et les nombreux travaux auxquels on s'est livré, ni les fièvres bilieuses graves qu'on rencontre si fréquemment, et qui semblent, pour ainsi dire, revêtir des formes nouvelles dans chaque individu, combien d'affections de tous les genres, dont la marche est remarquable par leur irrégularité !

Au milieu d'un grand nombre d'observations, j'ai choisi pour sujet de mon acte probatoire les convulsions les plus fréquentes des enfans en état de fièvre, autant parce qu'on les rencontre fréquemment dans les colonies que parce qu'il m'a semblé qu'il existait, à cet égard, trop de vide chez les auteurs qui se sont occupés des maladies des enfans. J'ai pensé, en effet, que quelques observations ne sauraient être présentées qu'avec quelque avantage, et pourraient, jusqu'à un certin point, fixer les idées des jeunes médecins peu habitués à ce genre d'accidens, toujours effrayans pour les personnes qui en sont témoins.

J'offre d'abord un léger aperçu topographique de la Guadeloupe, pour émettre ensuite, sous le titre d'*intro-duction*, et d'une manière générale, quelques idées sur l'influence du système nerveux dans la production et la marche des maladies dans les colonies. Cet article me con-duit naturellement à entrer en matière. Je présente d'abord quelques réflexions sur le tétanos des enfans nouveau-nés, connu sous le nom de *mal de mâchoires*. J'établis ensuite les diverses causes de convulsions, en appuyant chacune d'elles d'observations, et j'arrive ainsi au traitement, en suivant les divisions que j'ai admises.

Puissent les savans professeurs de cette Ecole agréer au-jourd'hui le fruit d'une partie de mes observations, et reconnaître les principes que j'ai puisés dans leurs leçons ou dans leurs écrits! Puissent également les personnes au milieu desquelles j'ai vécu pendant plusieurs années à la Guadeloupe, et qui m'ont témoigné autant d'intérêt que de confiance, voir dans ce léger opuscule l'extrême désir que j'ai de leur être utile, et de les assurer en même temps des sentimens de la plus profonde gratitude.

ESSAI

SUR

LES CONVULSIONS LES PLUS FRÉQUENTES

DES ENFANS EN ÉTAT DE FIÈVRE,

OBSERVÉES PENDANT PLUSIEURS ANNÉES A LA GUADELOUPE.

APPERÇU TOPOGRAPHIQUE DE LA GUADELOUPE.

La Guadeloupe, l'une des Antilles françaises, est située entre la Dominique, au sud, Marie-Galande au sud-est, la Désirade à l'est, et Mont-Serrat au nord. Sa plus grande largeur est d'environ dix lieues, et son circuit de soixante-dix-sept. Sa forme est irrégulière et ellipsoïde, et divisée en deux parties distinctes par un petit bras de mer qu'on appelle *rivière salée*, dont la direction est de l'est à l'ouest.

La Guadeloupe est partagée en deux parties, l'une nommée *orientale* ou *Grand'Terre*, et l'autre, *occidentale* ou *Basse-Terre*. Chacune de ces deux divisions a une ville principale.

La Basse-Terre, ou Guadeloupe proprement dite, possède trente-neuf rivières, des étangs, des eaux thermales gazeuses, martiales et alcalines. L'air y est tempéré par des eaux qui s'échappent de toutes les hauteurs, et descendent dans la plaine, qu'elles contribuent à fertiliser. Cette partie de l'île, qui donne véritablement son nom à l'île entière (1) présente à son centre une grande quantité de montagnes escarpées, sur lesquelles règne une humidité constante. L'une d'elles offre un volcan nommé *la Soufrière*. Sa forme est celle d'une pyramide tronquée du sommet de laquelle s'élève, par de larges bouches, une fumée noire et épaisse qu'on aperçoit très-distinctement à une grande distance, lorsque le ciel est pur, et notamment pendant le règne des vents de sud, époque à laquelle les nuages ne couvrent pas la cime des montagnes.

La Grand'Terre, qui forme la seconde partie de la Guadeloupe, a vingt-cinq lieues de long sur huit ou environ de large. Elle est dépourvue d'eaux courantes ou fluviales, mais très-bien cultivée. On a dit long-temps, et avec raison, qu'elle était beaucoup moins salubre que l'autre partie à cause des marais qui avoisinent la côte occidentale. Il n'en est pas tout-à-fait de même aujourd'hui, que beaucoup de ces marais ont été desséchés, et principalement aux environs de la ville Pointe-à-Pitre. Cette amélioration, jointe à une infinité d'autres, est due à l'administration paternelle de M. le comte de Lardenoy, dont le souvenir doit rester et restera profondément gravé dans le cœur des habitans de la Guadeloupe. La durée de son gouvernement n'a été qu'une suite continuelle de vues éclairées et philanthropiques dirigées vers le bien-être général de la colonie.

La température atmosphérique, quoique toujours, comme dans les Antilles, à un certain degré d'élévation, est néanmoins plus supportable encore que celle de quelques jours d'été en Europe. Le thermomètre, soumis à l'action médiate des rayons solaires, monte

(1) La Guadeloupe fut ainsi nommée par les Espagnols, qui la découvrirent, à cause de sa ressemblance avec les montagnes de la Guadeloupe en Espagne. (Histoire générale des Voyages, t. 15.)

jusqu'à 40° *R*. Exposé à l'ombre ; cet instrument donne pour maximum 24° *R*., et pour minimum 17° *R*.

Quant à la pression atmosphérique, je n'ai jamais vu le baromètre excéder 28 p. 4 lig. et demie, maximum de son élévation, et 27 p. 9 lig. pour minimum.

Quoique le ciel des colonies soit généralement beau, on compte néanmoins trois saisons, pour ainsi dire, distinctes. Dans l'une, depuis le mois de novembre jusqu'au mois de mars, les vents du nord règnent presque constamment. C'est le temps le plus favorable aux Européens, et souvent, au contraire, pernicieux pour les créoles. Les affections catarrhales dominent pendant sa durée. La seconde, fréquemment signalée par une sécheresse assez longue, s'étend du mois de mars au mois de juillet : les vents d'est sont dominans pendant ce temps, et les maladies, généralement peu nombreuses. La troisième, dite *hivernage* à cause des pluies abondantes qu'elle présente, se prolonge jusqu'à la moitié et souvent jusqu'à la fin d'octobre. Une chaleur fréquemment considérable s'y fait ordinairement sentir. On conçoit facilement que cette époque de l'année doive être la plus redoutable et la plus funeste aux habitans des Antilles, et surtout aux Européens récemment arrivés. C'est effectivement alors que se développent les affections bilieuses, et notamment la fièvre jaune. Les vents de sud appartiennent à ce temps de l'année.

Les habitans des Antilles sont divisés en trois classes, les blancs, les mulâtres, ou gens de couleur, et les nègres. Les premiers sont descendans des Européens, et les noirs tirent leur origine de la Guinée.

INTRODUCTION.

Le médecin qui va exercer sa profession dans les colonies ne tarde pas à s'apercevoir de l'extrême différence que présente la marche des maladies, sous le climat des Antilles, comparée à celle qu'elles affectent dans les latitudes tempérées. Cette différence tient évidemment à deux causes principales, 1.° à l'influence naturelle et immédiate du climat ; 2.° à la prédominance du système nerveux.

Cette dernière circonstance donne, en effet, ou ne tarde pas à imprimer à beaucoup d'affections, en apparence simples, l'attitude pernicieuse, si le médecin ne se hâte d'y opposer la toute-puissance de l'art. C'est ainsi qu'une simple fièvre intermittente, qui n'a rien offert de remarquable au premier accès, acquiert une intensité extrême au second ou au troisième, et réclame bientôt l'application du remède héroïque (du quinquina), le médecin n'osant, pour la plupart du temps, hasarder l'emploi des médicamens qui paraissent tout-à-fait indiqués ; des évacuans, par exemple, dans la crainte de voir la maladie prendre un caractère de gravité auquel il deviendrait souvent impossible d'opposer une digue salutaire.

En effet, dans les cas dont je veux parler ici, les frissons ont souvent une durée de plusieurs heures, et d'autant plus qu'il y a absence de vomissemens (1). Les malades sont vivement secoués dans leur lit, et dans un état d'angoisse extraordinaire. Les céphalalgies sont insupportables ; les douleurs arthritiques et les lombagos occasionnent des souffrances intolérables. A cet état succède une chaleur tellement intense, que les malades parcourent sans cesse leur lit dans tous les sens, ne pouvant supporter aucun vêtement pour les cou-

---

(1) Il existe néanmoins des cas où ce symptôme est si fréquemment répété, qu'il devient redoutable, et réclame les secours les plus prompts. J'ai vu, en effet, plusieurs exemples de fièvres intermittentes simples devenir subitement ataxiques sous l'influence d'un vomissement opiniâtre.

vrir : cette chaleur est toujours accompagnée d'une soif souvent inextinguible, tourment inexprimable. Les lipothymies, les syncopes, les défaillances, viennent se joindre à cet état. Enfin la sueur se manifeste, et fréquemment avec une abondance telle, qu'elle semble entraîner avec elle toutes les forces. En effet, le malade, vu à la fin d'un pareil accès, est livré à une affaissement complet, et dans une supination absolue. Le pouls est petit, serré et fréquent. Cependant la langue est couverte d'un enduit jaunâtre, épais. Les sclérotiques sont jaunes, les urines rouges; tout annonce enfin la nécessité de produire quelques évacacuations. Il faut cependant y renoncer pour mettre le malade à l'usage du quinquina. Dans le cas contraire, j'ai vu le paroxysme suivant se terminer par l'adynamie, et devenir funeste. Il en résulte, à la vérité, et très-fréquemment, des convalescences longues et pénibles, mais qu'on finit ordinairement par conduire à une terminaison favorable par l'usage, de temps en temps répété, de quelques minoratifs doux et de boissons amères légèrement diurétiques.

Le frisson est toujours proportionné, pour sa durée et son intensité, à l'exaltation plus ou moins grande du système nerveux de l'individu. Il est souvent très-long chez les enfans, et peut produire des accidens funestes, comme je le dirai plus bas.

Les névroses de tous genres sont extrêmement nombreuses dans les colonies. Les fièvres ataxiques et ses espèces simples sont très-fréquentes : les premières souvent mortelles, surtout chez l'enfant, quand on les méconnaît dès le début.

Sans rechercher ici la cause immédiate de l'influence du système nerveux dans la marche et la production des maladies, je me contenterai de dire qu'elle est si générale dans les Antilles, et à tous les âges, qu'elle apporte, dans l'état pathologique des modifications continuelles et nombreuses, et réclame de la part du médecin l'attention la plus soutenue pour éviter les erreurs.

Si pourtant on voulait absolument se rendre compte d'une influence aussi marquée, ne pourrait-on pas dire que, de tous les systèmes de l'économie, le nerveux étant le plus facile à mettre en jeu, et naturellement disposé à s'exaspérer à la moindre occasion et par les moindres causes, doit facilement acquérir une prédominance marquée, dans un pays où l'homme est si fréquemment soumis à un état pathologique quelconque, et où les passions sont généralement très-vives; dans un pays enfin où il se commet des infractions si répétées aux lois de l'hygiène? Remarquez, en effet, que cette prééminence du système nerveux est infiniment moindre parmi les gens de couleur, qui se rapprochent beaucoup du nègre par leur genre de vie et leurs affections, et que chez celui-ci elle est si peu prononcée, qu'elle demande rarement une attention particulière.

L'absence des passions chez le noir, et de toute affection morale, doit puissamment contribuer à diminuer l'appareil des symptômes nerveux, qui viennent si souvent, dans les autres classes, compliquer les maladies, et leur imprimer un caractère de gravité qu'elles n'auraient pas pour la plupart du temps.

Le nègre est, à proprement parler, l'homme du jour, et se soucie fort peu ordinairement de ce qui arrivera le lendemain. Lorsqu'il est en proie à une maladie qui va le frapper de mort, il voit celle-ci arriver sans crainte et sans émotion. Que lui importe, en effet, de quitter la vie, à laquelle rien ne l'attache, pas même souvent l'amour paternel? Son insensibilité physique est, pour ainsi dire, égale à son insensibilité morale. Soumis à l'opération la plus cruelle, il est bien rare qu'il lui échappe un cri de douleur, ou même une plainte. Pendant sa durée, il est tranquillement occupé à fumer un cigare, ou à causer avec quelqu'un de ses camarades. Le supplice du feu, appliqué jadis à plusieurs d'entre eux coupables de rébellion et d'assassinat, a fait voir de quel courage et de quelle imperturbabilité ils étaient capables (1).

_____

(1) On a vu plusieurs de ces malheureux étendus sur le bûcher recommander aux personnes qui se trouvaient près d'eux de mettre un peu plus de feu du côté qu'ils indiquaient, sous prétexte qu'ils avaient froid en cet endroit.

Ce calme physique et moral (qu'on me passe cette expression)
doit donc puissamment contribuer à exclure chez eux le développement des affections nerveuses, et c'est principalement à leur absence
qu'il faut attribuer la marche simple de leurs maladies. Aussi rien de
plus commun que de voir un nègre arriver à une vieillesse prolongée.
D'un autre côté, si on voulait pousser plus loin ces considérations,
ne pourrait-on pas y ajouter celle de l'influence éloignée du climat?
Le nègre est, en effet, vraiment le naturel des Antilles, puisque les
premiers qui y furent apportés arrivaient dans une température peu
différente de la leur, et y trouvaient les mêmes productions que dans
leur pays ; tandis que les blancs y sont primitivement étrangers, et
que les gens de couleur, quoique nés dans l'endroit même, ont et
doivent avoir une constitution mixte, comme leur origine. Serait-il
donc erronné de penser qu'une semblable cause puisse apporter des
modifications dans le tempérament des deux classes dont nous parlons, surtout chez les blancs, dans les familles desquels il s'introduit
chaque jour par alliance des Européens ?

L'observation vient à l'appui de cette proposition, par la fréquence
beaucoup moindre des maladies chez les nègres que dans les deux
autres classes, et chez les gens de couleur que chez les blancs, et
par leur simplicité presque constante, quoique cependant les premiers, constamment livrés aux travaux pénibles de l'agriculture,
soient, par cela même aussi, continuellement exposés à toutes les
vicissitudes atmosphériques ; et qu'enfin les alimens dont ils font usage
soient plus propres à donner lieu aux maladies. En outre, les nègres
sont, en général, robustes, et offrent assez souvent des exemples
d'une force au-delà de l'ordinaire, tandis que cette observation est
rare chez les blancs et les gens de couleur, et surtout chez ceux des
premiers qui n'ont point été dans les climats froids, d'où ils rapportent quelquefois une force et une énergie qu'ils n'avaient pas auparavant, mais que, pour la plupart du temps, ils perdent de nouveau
après un certain séjour dans les colonies.

Nul doute donc que, le système musculaire étant moins prononcé, les passions plus vives, et les maladies plus fréquentes chez les uns que chez les autres, il doive en résulter pour les blancs et les gens de couleur une prédominance plus grande du système nerveux que pour les nègres, ceux-ci étant d'ailleurs, pour ainsi dire, soustraits à l'influence permanente et fâcheuse d'un climat qu'on peut raisonnablement regarder comme leur étant absolument approprié.

Ces considérations pourront peut-être acquérir un nouveau poids en nous livrant à quelques recherches sur la manière de vivre des habitans des Antilles. Une des causes qui contribuent assurément beaucoup au développement du système nerveux, c'est l'usage fréquent, et généralement poussé jusqu'à l'abus, des liqueurs fortes, et notamment du taflia, du rum et du génièvre.

Personne n'ignore, à la vérité, que l'emploi des boissons alcoholiques découle naturellement de la nature du pays, et que même il y est, jusqu'à un certain point, nécessaire. Mais quelle est la substance qui, prise à l'excès, ne devient pas bientôt une source d'affections pathologiques?

Les relations des habitans des Antilles, étant, en général, purement commerciales, doivent par cela même être fréquentes. Mais la nature du sol ne permettant guère que le déplacement au moyen du cheval, et la température étant toujours à un certain degré d'élévation, on conçoit que le voyageur doit éprouver de grandes fatigues, et que la sécrétion de l'organe cutané doit être augmentée considérablement. Il en résulte nécessairement une soif plus ou moins intense. Cette circonstance jointe à la pluie, qu'il est fréquemment exposé à recevoir en route, et à la suspension ou diminution de la transpiration, et conséquemment au refroidissement du corps quand il est arrivé à son but, le mettent dans la nécessité de se prémunir contre les inconvéniens qui pourraient en résulter; de là l'usage des liqueurs alcoholiques. Mais comme les mêmes causes se reproduisent autant de fois que l'individu est obligé de s'arrêter dans les diverses habitations où ses affaires l'appellent, il est forcé de recourir fréquemment, et dans peu d'heures, au même préservatif; de là l'abus. Je dis forcé, c'est-à-dire par l'usage auquel on est généralement trop porté à céder dans tous les pays. C'est, en effet, la première offre qui est faite, et avec beaucoup d'instance, au voyageur qui arrive dans une maison, et à laquelle il résiste d'autant plus difficilement qu'il peut immédiatement après satisfaire à la soif qui le dévore. On conçoit donc aisément que les personnes que leurs affaires appellent fréquemment à des voyages toujours pénibles devront, après un certain temps, avoir fait usage d'une quantité de liqueurs alcoholiques trop considérable, pour ne pas provoquer ultérieurement quelque dérangement dans l'ensemble des fonctions. Aussi les maladies qui surviennent tôt ou tard chez elles acquièrent-elles un degré de gravité presque toujours remarquable. J'en pourrais citer un très-grand nombre d'exemples, si c'était ici le lieu. Je me contenterai de dire, que c'est alors qu'on observe les fièvres gastro-inflammatoires graves, les fièvres bilieuses continues ou rémittentes. Leur solution a lieu par les sueurs, pour la plupart du temps.

Ce que je dis ici du voyageur peut et doit même s'appliquer à l'habitant planteur. Forcé d'aller plusieurs fois dans la journée visiter ses travaux, et de s'exposer ainsi à l'ardeur du soleil, son corps ne tarde pas à se couvrir de sueur. A son retour chez lui, il est naturellement porté à se prémunir contre les inconvéniens qui pourraient résulter de la diminution dans la sécrétion de l'organe cutané. Or, c'est aux liqueurs alcoholiques qu'il a aussi recours.

Joignons à cela l'usage journalier, et on peut dire en général, du punch (1) que certaines personnes boivent d'une manière immodérée, l'habitude où l'on est de prendre un ou plusieurs petits verres de liqueur à la fin de chaque repas, et souvent, dans la soirée, un ou plusieurs verres d'eau dans laquelle on incorpore du rum ou du genièvre; enfin le vin, la bière, dont on use comme partout ailleurs, et on aura aisément une idée de l'abus qui se fait des bois-

---

(1) Cette boisson est composée d'eau, de sirop, de suc ou écorce de citron, et de rum ou de genièvre.

sons alcoholiques , et combien cet usage général doit faciliter , en beaucoup de cas , la production des maladies , et leur imprimer des modifications qui tiennent presque constamment de l'irritation jour- nalière du système nerveux. Ajoutons enfin à ces causes l'excès avec lequel on se porte communément vers les jouissances vénériennes, excès dont il faut également accuser et les occasions faciles et fré- quentes qu'on a de s'y livrer, et l'impulsion communiquée par un ciel brûlant. On conçoit donc sans peine que les enfans qui naissent de parens jouissant d'une constitution rendue ainsi irritable parti- cipent à leur tour aux affections qui en sont inséparables, et soient souvent exposés, dans le premier âge, à des accidens nerveux qui trouvent d'abord une explication naturelle dans la prédominance du cerveau et de ses nerfs à cette époque de la vie, et à laquelle viennent encore s'ajouter une disposition originelle ou acquise, et l'influence inévitable du climat.

DES CONVULSIONS.

En traitant de cette affection , si commune chez les enfans en état de fièvre , sous le climat des Antilles , on sent bien que je n'entends parler que des convulsions symptomatiques et sympathiques, et non des convulsions essentielles.

Je ferai néanmoins observer à cet égard qu'on a lieu d'être étonné, jusqu'à un certain point, de la rareté de ces dernières dans un pays où la prédominance nerveuse est si généralement établie. Cette obser- vation s'étend même au tétanos, dont la fréquence est bien au-dessus de ce qu'on voit annoncé dans plusieurs ouvrages qui traitent des maladies des Antilles (1). J'ai vu cependant quelques exemples de cette affection sur les enfans des trois classes ; et voici, à ce sujet, les réflexions qu'ils m'ont suggérées. Ainsi que l'annoncent les au-

(1) *Pouppé*, *Desportes*, *Bajon*, etc.

teurs qui ont signalé cette affection, les enfans sont atteints de ce mal, vulgairement nommé *mal de mâchoires*, pendant les deux premières semaines, j'ajouterai qu'ils le sont dans toutes les saisons et hors de toute influence de l'air atmosphérique extérieur. Cette dernière observation, nullement en rapport avec celle des médecins que j'ai cités, fixa dès le principe mon attention, et d'autant plus que cet accident était toujours principalement attribué à l'exposition des enfans en plein air.

Ayant donc été plusieurs fois appelé peu d'heures après que le nouveau-né avait refusé de téter, et soupçonnant au moins le concours de quelque autre cause dans la production de cet accident, j'eus toujours soin d'examiner le sein de la mère. Je le trouvais, en effet constamment tendu, souvent à un haut degré, au point que le mamelon, peu prononcé naturellement chez certaines femmes, se trouvait alors comme enfoncé et confondu avec le reste de l'organe. Il résultait de là qu'il devenait impossible à l'enfant de le saisir, ou que, pour y parvenir, il devait nécessairement fatiguer les puissances musculaires chargées de la succion, ce qui ne tardait pas à en amener l'état convulsif, ou plutôt de rigidité, constituant le trismus, état qui se communiquait progressivement aux muscles du cou, du tronc, etc.

Partant de ce principe, je dirigeais toujours mes soins vers la femme nouvellement accouchée, pour prévenir l'accident dont il s'agit, en lui recommandant, lorsqu'elle avait beaucoup de lait, de dégorger son sein, autant que possible, avant de le présenter à l'enfant, surtout quand les mamelons n'étaient pas bien prononcés.

Chez les enfans pris de trismus depuis peu de temps, je faisais quelques frictions légèrement opiacées le long des masseters, et y appliquer ensuite et renouveler fréquemment des linges chauds, en même temps que je maintenais la mâchoire inférieure dans l'immobilité au moyen d'une mentonnière. Je faisais plonger plusieurs fois le petit malade dans un bain tiède. Dès que les accidens étaient moindres, je lui administrais peu à peu une eau sucrée rendue laxa-

3

tive, et ne le laissais retourner à sa mère que lorsqu'il exécutait facilement les mouvemens de succion. Dans le cas cependant où, soit la surabondance du lait, soit le défaut presque absolu de mamelons, me portaient à craindre que les accidens ne reparussent, je faisais donner à l'enfant une nourrice présentant, à tous égards, les conditions nécessaires ; et la mère ne reprenait ses fonctions que lorsque le petit malade avait assez de force pour faire cesser toute crainte.

Je dois avouer cependant que plusieurs des enfans pour lesquels je fus appelé périrent malgré tous les soins qui leur furent prodigués.

En admettant un moment ma manière de voir sur l'affection qui nous occupe, et partant de là pour examiner de plus près les circonstances qui les précèdent ou les accompagnent, et qui sont relatées par les auteurs qui en font mention, on trouve, 1.º que le mal de mâchoires attaque les enfans nouveau-nés dans la première quinzaine de leur naissance seulement, et plus ordinairement même dans les neuf premiers jours; 2.º que, passé ce temps, l'enfant n'est plus soumis à cet état pathologique; 3.º qu'on l'attribue généralement, je dirai même exclusivement, à l'impression froide de l'air extérieur.

Quant au premier point, n'est-il pas évident, d'après le principe que j'établis, que la première quinzaine ou neuvaine, terme auquel on limite l'apparition de l'affection dont il s'agit, correspond positivement à la fièvre de lait plus ou moins tardive, époque à laquelle les seins de la femme nouvellement accouchée sont dans un état de tension qui en rend l'appréhension difficile, et souvent impossible à l'enfant, surtout lorsque le mamelon, peu saillant naturellement, est alors presque entièrement effacé.

Quant au second point, y aurait-il quelque ridicule à douter que la nature eût irrévocablement fixé le terme de quinze jours pour le développement d'une affection aussi cruelle? Ce serait sans contredit un grand bienfait de sa part. Je dois donc déclarer ici que j'ai rencontré des exemples, peu nombreux à la vérité, de trismus survenu chez des négrillons âgés de plus de vingt jours, et que la même observation a été faite par d'autres médecins et par quelques habitans. Mais alors l'accident ne devait être véritablement attribué qu'à l'exposition trop prompte des enfans en plein air, quoique pourtant ils fussent bien enveloppés, et que la température fût douce.

Cette circonstance, bien avérée, détruit donc l'idée de tout terme absolu.

Quant à l'opinion qui attribue exclusivement le mal de mâchoires à l'impression de l'air atmosphérique extérieur, il y a certainement erreur manifeste. En effet, dans les cas peu nombreux où je l'ai rencontré chez des enfans blancs, il m'a paru impossible d'en accuser la cause dont il s'agit. Les chambres étaient parfaitement closes, les lits disposés de manière qu'aucun courant d'air ne pouvait s'y faire ressentir, et les enfans, outre qu'ils étaient couchés sous la même moustiquaire qui couvrait le lit de leur mère, étaient encore sous une seconde qui leur était propre, et enveloppés eux-mêmes dans des langes. Remarquez d'ailleurs que, s'il en était ainsi, la plus grande partie des négrillons nouveau-nés seraient exposés à une mort presque certaine, surtout dans le règne des grands vents, et dans les saisons froides et humides, les nègres étant, pour la plupart du temps, logés dans des demeures où l'air extérieur pénètre par mille ouvertures, et n'ayant pas à leur disposition les linges nécessaires pour en préserver leurs enfans. Or, j'ai déjà dit, et je le répète ici, qu'on peut établir que le *mal de mâchoires* se rencontre très-rarement, eu égard surtout à la population et au grand nombre de naissances annuelles.

Je pense donc que cette maladie peut être raisonnablement attribuée, dans le plus grand nombre de cas, à la difficulté qu'éprouvent les enfans nouveau-nés à opérer la succion, principalement lorsque le mamelon est peu saillant, et qu'il y a surabondance de lait dans les premiers jours qui suivent l'accouchement, en admettant toutefois comme principe absolu l'influence du climat et la disposition du sujet.

Du reste, cette proposition, quoique le résultat de mes observations, doit néanmoins être étayée d'un grand nombre de faits recueillis par d'autres médecins pour obtenir quelque crédit. Je ne l'offre que comme une idée neuve qui m'a été suggérée par les circonstances dont j'ai fait mention plus haut, mais qui, je l'avoue, a pris de la faveur dans mon opinion, par l'absence de tout accident chez un très-grand nombre d'enfans nouveau-nés, aux mères desquels j'ai fait observer les préceptes dont j'ai parlé ci-dessus.

Je viens aux convulsions sympathiques.

Elles sont extrêmement fréquentes, dans les Antilles, chez les enfans en état de fièvre, depuis leur naissance jusqu'à l'âge de cinq à six ans, époque à laquelle l'appareil bilieux commence à acquérir une prédominance marquée. J'admets trois modes de convulsions sympathiques, 1.° sous l'influence de l'irritation de la membrane muqueuse gastro-intestinale, 2.° sous l'influence de la dentition, 3.° sous l'influence de l'accélération des mouvemens du cœur (1).

Sous l'influence de l'irritation de la membrane muqueuse gastro-intestinale.

Ce mode se rencontre fréquemment, et offre des distinctions à établir. En effet, l'irritation de la membrane muqueuse peut être produite :

1.° Par un amas de mucosités ou de matières bilieuses dans l'es-

---

(1) J'omets à dessein les convulsions qui proviennent de l'introduction des poisons dans l'économie animale, celles qui reconnaissent pour cause la difficulté qu'éprouvent quelquefois certaines phlegmasies cutanées à faire leur irruption, etc. Cela n'entre pas dans le plan que je me suis formé, ne voulant traiter ici que des accidens nerveux qu'on rencontre le plus ordinairement, et dont les causes sont néanmoins souvent difficiles à saisir par les jeunes médecins qui les rencontrent pour la première fois. D'ailleurs, dans certains cas d'empoisonnement, où l'absorption de la substance vénéneuse s'est faite rapidement, la convulsion est souvent le premier phénomène appréciable.

tomac ou les intestins , et souvent par une mauvaise digestion sto-
macale;

2.° Par la présence des vers ;

3.° Par le développement progressif ou subit de gaz dans le canal
intestinal.

L'irritation de la membrane muqueuse intestinale est la cause la
plus commune , au moins en apparence , des accidens convulsifs.
Ceux-ci peuvent se manifester chez les enfans , dans les premiers
jours de leur naissance, surtout lorsqu'on n'a pas provoqué suffisamment l'évacuation du méconium , ou qu'on a enfreint les règles de
l'hygiène qui appartiennent à cet âge. L'observation suivante en est
un exemple frappant, et présente en même temps quelque intérêt
par les détails qui la composent.

I.re OBSERVATION.

L'épouse de M. C..... étant accouchée d'un garçon fort et bien
portant, le 4 mars 1820 , je fus appelé, le 7 au matin, pour remédier
à des coliques intenses dont ce dernier était atteint depuis plusieurs
heures. Je le trouvai effectivement en proie à de vives douleurs qu'annonçaient assez les cris déchirans qu'il faisait entendre, et les violentes
torsions auxquelles il se livrait. J'employai immédiatement les moyens
usités en pareil cas , et le calme parut se rétablir ; mais l'orage ne
tarda pas à reparaître avec plus de force. Je mis en usage tout ce
que prescrivait la circonstance ; ce fut en vain : les coliques, ou plutôt les convulsions se multiplièrent , et ne laissèrent plus entre elles
qu'un très-court intervalle. Il était alors dix heures du matin. Voici
les phénomènes qu'on observait pendant leur durée : l'enfant pous-
sait d'abord quelques cris aigus, et contractait fortement ses membres. Le ventre devenait tendu. La tête se renversait sur le dos, *opi-
sthotonos ;* les ailes du nez, la partie des joues qui les avoisine et les
lèvres perdaient insensiblement leur couleur naturelle, pour prendre
bientôt une teinte violacée , et devenir ensuite tout-à-fait noires. Cet

*Par irritation
de la membrane
muqueuse intes-
tinale.*

état s'étendait successivement au reste de la face , au tronc et aux extrémités , en sorte que le corps offrait véritablement le même aspect que celui d'un négrillon : ce phénomène était dû à la suspension apparente de la respiration et de la circulation , au point que, pour la plupart du temps , il devenait absolument impossible de rencontrer aucun battement du cœur et des artères. Pour y remédier , je présentais à l'entrée des narines le bouchon d'un flacon d'ammoniaque, dans la vue d'exciter la membrane pituitaire, et forcer ainsi le cerveau à réagir sur les puissances musculaires chargées de la dilatation de la poitrine. Ce moyen eut d'abord quelque succès , mais bientôt les convulsions acquérant une durée et une intensité plus grandes, il ne produisit plus aucun effet ; en sorte que , vers midi , cet état de mort apparente se prolongea tellement , que j'avoue que je crus l'enfant privé de la vie. La personne qui le tenait sur ses genoux se disposait même à l'emporter hors de la chambre de sa mère lorsqu'il fit subitement une courte inspiration : il revint dès-lors peu à peu à la vie , mais pour retomber bientôt dans la même situation. Cet état se répéta plus de quinze fois dans la journée, et dans chacune d'elles on eût pu déclarer que la mort avait lieu. La durée de ces accès était vulgairement de dix ou douze minutes ; mais aucun d'eux n'en présenta d'aussi longue que celui qui arriva vers cinq heures du soir. La respiration et la circulation parurent anéanties , malgré l'observation la plus attentive , pendant près d'une demi-heure. Aux divers symptômes énoncés ci-dessus se joignit le froid de toute la surface du corps. Le tronc devint et resta violacé ; la mâchoire inférieure offrait une rigidité plus forte que jamais ; les pupilles étaient dans une immobilité complète, les ailes du nez retirées , et la face comme grippée. L'aspect général du corps avait enfin la physionomie d'un cadavre. Aucun des moyens usités en pareil cas ne fut oublié , mais en vain. Je regardais cette fois la mort comme certaine , et me préparais à me retirer , lorsque le petit malade fit une profonde et courte inspiration ; elle fut suivie , quelques momens après, d'une seconde , puis d'une troisième , et successivement jusqu'au retour à l'état naturel.

La thérapeutique que je mis jusqu'alors en usage fut variée autant que possible , et consista dans l'emploi de tous les médicamens externes capables de faire cesser un état aussi alarmant , et de rendre au ventre la liberté qu'il avait perdue depuis la nuit, ce qui avait amené consécutivement le météorisme à un assez haut degré. J'employai ainsi les frictions opiacées et camphrées, les embrocations émollientes sur le ventre, les bains généraux, les lavemens, les sangsues derrière les oreilles, les sinapismes, etc. Il ne m'était permis d'administrer aucun remède à l'intérieur ; il suffisait, en effet, de présenter une cuiller à la bouche pour déterminer immédiatement une convulsion. Vers six heures et demie du soir, je fis de nouveau plonger l'enfant dans un bain tiède, mais cette fois avec l'intention de l'y laisser aussi long-temps que possible. Il y demeura effectivement au-delà de trois heures ; on avait soin de maintenir l'eau à la même température. Durant le séjour dans le bain, il se manifesta plusieurs convulsions ; cependant j'observai qu'on pouvait toujours rencontrer quelques contractions du cœur , en y apportant une attention soutenue ; mais alors elles étaient très-faibles et rares , au point qu'on n'en comptait souvent pas dix dans une minute, et on ne pouvait , quoi qu'on fît, apercevoir le mouvement d'élévation de la poitrine. Au bout de deux heures le ventre était moins tendu, et l'eau devint un peu sale , présentant à sa surface quelques particules glaireuses. On notait aussi de temps en temps l'apparition de quelques gaz. Une heure après, l'abdomen s'affaissa d'une manière très-sensible, et l'eau devint absolument trouble. Je me félicitais donc de cette amélioration, quand tout à coup il survint une convulsion qui , par sa force et sa durée , surpassa toutes les autres. Je me décidai en conséquence à faire retirer l'enfant du bain , et le fis envelopper dans des linges chauds. On frictionna le ventre avec un liniment camphré et opiacé, et on administra un lavement anodin. On coucha le petit malade , il était alors dix heures du soir. Nous attendîmes l'événement au milieu des plus vives inquiétudes. Nous fûmes cette fois agréablement trompés. L'enfant s'endormit paisiblement pour ne s'éveiller qu'à quatre heures du matin. Dans cet intervalle il poussa quelques plaintes, mais sans s'agiter ; il rendit quelques gaz, et urina plusieurs fois. A son réveil, il jeta des cris qui annonçaient plutôt le besoin que la douleur. Je lui fis donner quelques cuillerées à-café d'une potion huileuse aromatisée, qu'il avala parfaitement. On lui administra en outre un lavement de camomille et de lait. Le petit malade s'endormit de nouveau jusqu'à sept heures. En visitant alors ses linges, nous trouvâmes un paquet de matières glaireuses condensées, roulées en peloton et parsemées de concrétions laiteuses; il avait le volume d'une petite orange. La nature de cette selle, qui fut accompagnée de beaucoup de méconium, fut dès-lors plus que suffisante pour expliquer la violence des douleurs et des convulsions.

A quoi était dû cet amas glaireux dans les intestins ? L'enfant, ainsi que je l'ai dit, était fortement constitué. La mère, d'une faible complexion, avait peu de lait. Le nouveau-né trouvant ainsi peu de nourriture, témoignait ses besoins par des cris répétés, et par la succion qu'il exerçait sur tous les objets qu'il rencontrait; mais, au lieu de s'en tenir aux substances sucrées et légèrement laxatives, qui doivent composer l'aliment de l'enfant pendant les deux ou trois premiers jours, surtout lorsque la mère n'a pas encore assez de lait, on mit immédiatement le sein d'une nourrice étrangère à sa discrétion, et pour surcroît de mal on lui donna de la panade. On conçoit facilement tous les accidens que ces deux circonstances pouvaient produire, le méconium n'ayant pas encore été évacué.

Rien de plus évident ici, je pense, que le caractère sympathique des convulsions sous l'influence de l'irritation de la membrane muqueuse des intestins. En voici un autre exemple.

II.ᵉ OBSERVATION.

Le 26 décembre 1823, je fus appelé à neuf heures du soir pour donner des soins à un jeune enfant de couleur âgé de dix-huit mois. Cet enfant, dont la sortie des dents canines et incisives était effectuée depuis quelque temps, avait depuis deux jours une fièvre continue, avec sécheresse à la peau et tendance à l'assoupissement. Le soir du deuxième jour, tout à coup convulsions violentes, qui durent cinq minutes, et se renouvellent une heure après. A mon arrivée ; coma profond, pupilles dilatées, et à peine sensibles à l'impression de la lumière ; pouls d'une vitesse extrême, petit ; visage décoloré, léger trismus, ventre tendu, constipation. (Bain, une sangsue derrière une oreille, frictions camphrées sur le bas-ventre ; potion avec l'huile de palma-christi, aromatisée avec un peu d'eau de menthe, à prendre par cuillerées chaque demi-heure ; lavement laxatif.) Convulsions nouvelles, mais de peu de durée, après la sortie du bain, et immédiatement ensuite déjections stercorales, copieuses et fétides. Dès-lors diminution de l'affection comateuse, soif plus vive. Le sang fourni par la piqûre de la sangsue est noirâtre, et se coagule promptement.

Troisième jour. Le petit malade a eu, vers le matin, quelques contractions des membres thoraciques. Il n'y a pas eu d'évacuations depuis minuit. Il y a encore de la tendance à l'assoupissement. Les pupilles offrent de la dilatation, mais sont néanmoins plus mobiles que la veille ; le ventre est un peu rénitent. Quelques cuillerées d'une potion huileuse comme celle de la veille, déterminent plusieurs selles bilieuses fétides qui sont bientôt suivies de la cessation absolue de tous les accidens.

La cause des convulsions n'est pas moins manifeste ici que dans l'observation précédente. Les exemples de ce genre sont extrêmement nombreux, et je pourrais en accumuler des citations. Ils se rencontrent principalement, chez les enfans, dans les deux premières années de leur existence.

L'observation suivante me paraît appartenir exclusivement à l'embarras de l'estomac, par la présence d'alimens devenus nuisibles en état de fièvre.

4

III.ᵉ OBSERVATION.

Par irritation de la membrane muqueuse de l'estomac, par la présence d'alimens non élaborés.

Je fus appelé, au mois de novembre 1823, au près d'un enfant de vingt mois, fortement constitué, mangeant beaucoup en état santé, et fréquemment malade depuis quelque temps. La sortie des dents incisives, canines et angulaires était effectuée

Invasion par un frisson qui dure une demi-heure, peu de temps après avoir déjeuné. Bientôt chaleur considérable, pouls vif et très-fréquent, peau sèche, coma profond, contractions involontaires des membres pectoraux. Cet état dure environ deux heures. Alors tout à coup décubitus sur le dos, roideur et contractions violentes des membres thoraciques et abdominaux, renversement de la tête sur le dos, figure violacée, trismus. Je fais plonger immédiatement l'enfant dans un bain tiède. On ne peut l'y maintenir que quelques minutes. Peu de temps après avoir été recouché, nouveaux soubresauts, peau sèche, pupilles dilatées, assoupissement, quelques efforts pour vomir. (Application d'une sangsue derrière une oreille.) Le même état se continuant néanmoins, et les nausées devenant plus fréquentes, j'étais disposé à croire à l'existence de quelques vers dans l'estomac, lorsque j'appris que l'enfant, ainsi que je l'ai dit plus haut, avait beaucoup mangé peu de momens avant l'invasion de la fièvre. Je me décidai alors à administrer à l'instant une solution de tartre stibié. Le petit malade ne tarda pas, en effet, à rejeter toute la matière de son déjeuner, en même temps que beaucoup de bile et de mucosités. Dès-lors moiteur générale, et peu à peu sueur copieuse; sommeil paisible. En quelques heures, l'accès est entièrement terminé. Le lendemain, potion huileuse, qui produisit plusieurs selles abondantes. Il survint encore un peu de fièvre, mais de courte durée, et sans aucun accident. Quelques grains de sulfate de quinine en prévinrent le retour.

Les deux observations suivantes reconnaissent pour cause l'état de surcharge bilieuse de l'estomac.

IVe OBSERVATION.

Un jeune mulâtre , âgé de cinq ans , d'une habitude valétudinaire, se plaignait depuis quelques jours d'un malaise général. La veille il avait refusé de manger. Deux heures avant mon arrivée, il disait éprouver des vertiges, quand il était debout , et accusait en outre une douleur fixe , mais peu intense , à la région épigastrique. Tout à coup, contraction involontaire des muscles de la face, tournoiement des yeux , renversement léger de la tête en arrière, perte de connaissance , trismus. Bientôt après , convulsions générales. Rendu auprès du malade , je le trouvai dans un état de stupeur parfois interrompue par une sorte de rire sardonique. Le pouls était un peu plus fréquent que dans l'état naturel; les pupilles étaient dilatées et immobiles, les sclérotiques avaient une teinte jaune prononcée. L'habitude du corps était également plus jaune que d'ordinaire. La portion de la langue qu'on pouvait apercevoir par l'absence de quelques dents de devant , paraissait manifestement saburrale. Je me décidai à administrer de suite une eau stibiée. Au bout d'une demi-heure, cette première dose ne semblant produire aucun effet, j'en fis donner une seconde. Peu de momens après, le malade vomit une quantité considérable d'une bile d'abord porracée, et ensuite d'un jaune d'ocre , rendue avec une telle abondance , qu'une partie s'engagea par les fosses nasales. Ce vomissement fut favorisé par l'usage de beaucoup d'eau tiède , et bientôt suivi d'évacuations alvines copieuses. Les accidens disparurent incontinent, pour ne plus revenir. La convalescence suivit de près, et fut assurée par l'emploi des amers.

Par embarras gastrique.

Ve OBSERVATION.

Un enfant blanc , du même âge que le précédent , s'était enfoncé dans la face supérieure et externe du pied droit un morceau de bois dans une étendue de plus de deux pouces, à partir de la première phalange du petit orteil, et dans une direction oblique de droite à gauche. La douleur, vivement ressentie, avait occasionné une syncope pendant quelques secondes. Le bois fut retiré, et la plaie pansée selon l'art. Le lendemain matin, il survint de la fièvre précédée d'un léger frisson. Une chaleur et une soif considérable se développèrent. La peau était sèche ; le malade accusait une céphalalgie intense , et une douleur dans la région épigastrique, augmentée par la pression. Vers trois heures de l'après-midi , la sueur parut vouloir se manifester. Le petit malade avait alors une tendance insurmontable à l'assoupissement. Deux heures après , cris aigus immédiatement suivis de convulsions des muscles du tronc et des membres pectoraux, qui durent pendant quelques minutes. A mon arrivée , elles avaient fait place à des contractions involontaires et presque continues des muscles de la face, en sorte que l'enfant semblait grimacer. Les yeux étaient ouverts , les pupilles dilatées , absolument immobiles; tous les sens paraissaient être entièrement suspendus. Il y avait trismus. Le pied ne présentait que le degré d'inflammation nécessitée par l'accident. Je crus néanmoins avoir affaire à un tétanos traumatique. Mais bientôt , m'étant aperçu que la pression de la région épigastrique donnait lieu à des commotions violentes , en augmentant beaucoup les convulsions des muscles faciaux , pensant enfin que la disposition bilieuse où l'enfant pouvait être au moment de l'accident avait été accrue par ce dernier , je me déterminai à donner de suite l'émétique. Le petit malade vomit, en effet, une quantité considérable d'une bile consistante, porracée. Tous les symptômes nerveux ne tardèrent pas à disparaître.

Les convulsions sous l'influence des vers sont beaucoup moins fréquentes qu'on se l'imagine vulgairement. Je poserais même en fait qu'elles sont rares, par le peu d'exemples que j'en ai rencontrés pendant une pratique de plus neuf ans dans les colonies, quoique les affections vermineuses y soient assurément bien communes, et remarquables par leur fréquence chez les négrillons. Il n'est pas rare, en effet, de voir ces derniers rendre plusieurs fois dans la même année des quantités, pour ainsi dire innombrables, de ces insectes. Cependant, je le répète, fort peu meurent victimes de convulsions dont on doive les accuser. Beaucoup succombent à une diarrhée atonique, qui amène, pour la plupart du temps, le marasme au dernier degré. Chez les enfans de couleur, l'affection vermineuse, quoique fréquente, l'est cependant bien moins que chez les noirs, en même temps qu'ils offrent rarement ces amas extraordinaires de vers qu'on rencontre chez les derniers.

Quoique bien plus commune chez les enfans blancs dans les Antilles qu'en Europe, l'affection dont il s'agit est pour ainsi dire rare, eu égard aux autres classes. Cette observation, que toute personne est à portée de faire sur les lieux, ne saurait néanmoins détruire le préjugé qui règne généralement, savoir qu'il faut toujours commencer à user des vermifuges chez tout enfant dont la santé vient à se déranger. Il en résulte de nombreux accidens, ainsi que je le dirai ailleurs.

Les observations suivantes appartiennent essentiellement à la cause dont il est question.

VI.ᵉ OBSERVATION.

Au mois de mai 1820, je fus mandé auprès d'un enfant blanc, âgé de quatre ans, peu de momens après qu'il eut été soumis à une convulsion qui avait duré plus de six minutes. Cet enfant, malade depuis trois jours, était dans un état fébrile, accompagné de chaleur et de sécheresse à la peau, et d'une somnolence marquée. Les parens avaient administré dès le principe du sirop dit *de Brinvilliers*. Quelques jours avant d'être alité, le petit malade allait fréquemment à la selle ; les matières fécales étaient blanchâtres, et parfois semblables à de la bouillie. A mon arrivée, il était pâle, le pouls très-fréquent, serré et petit ; le ventre légèrement tendu. Les yeux offraient peu de vivacité ; les pupilles, plus dilatées que dans l'état naturel, étaient peu mobiles ; la langue était blanchâtre, l'haleine de mauvaise odeur. L'enfant restait peu de momens dans la même place, et se plaignait

Par la présence des vers dans le tube intestinal.

souvent du ventre, où il portait la main. Les urines étaient limpides.
(Pot. éth., assa-fœt. 3 ß, camph. ğ vj, eau camom. Ʒiv, limon.,
frict. huil. camph. sur le ventre, lav. camom. et éther.)

Une heure après, convulsions, qui durent deux minutes. Le reste
de la journée et la nuit, agitation moindre, disposition au sommeil,
abdomen moins tendu.

Le lendemain matin, potion huileuse, avec addition d'acide citrique et de quelques gouttes d'éther. A midi, plusieurs selles glaireuses, d'une odeur fade, dans lesquelles on trouve plusieurs vers
lombrics et quelques ascarides vermiculaires. Dans le reste du jour,
état tranquille, moins de somnolence. Le soir, lavement comme le
précédent.

Troisième jour. Il y a eu la nuit dernière quelques mouvemens convulsifs. Le malade s'est plaint de nouvelles douleurs au
ventre, et n'a eu qu'un sommeil interrompu, avec une soif vive.
L'abdomen est moins souple. (Même prescription que la veille.)

Dans l'après-midi, nouvelle sortie de quatre vers lombrics d'une
étendue considérable, et présentant un aspect rougeâtre. Dès-lors
disparition de tous les symptômes; retour à la gaîté et aux jeux
ordinaires. La nuit suivante a été bonne.

Quatrième jour. Convalescence : usage des amers.

VII.ᵉ OBSERVATION.

Au mois de juillet 1822, un enfant de couleur, âgé de trois ans et
demi, d'une faible complexion, ordinairement mal nourri, et mangeant beaucoup de fruits non mûrs, fut pris d'une diarrhée de matières blanchâtres, avec coliques. Une petite fièvre avec sécheresse à
la peau, et toux fréquente, se joignait à ces symptômes. On se borna
à donner au petit malade une tisane de pourpier jusqu'au troisième jour, qu'il survint plusieurs convulsions, dont la dernière eut
une longue durée. A mon arrivée, décoloration de la face, décubitus dorsal, assoupissement, paupières demi-closes, pupilles dilatées

et peu mobiles, pouls petit, serré et fréquent', ventre un peu tendu. (Pot éth., assa-fœt. camp., inf. abs., lav. camo. éther.)

Le reste du jour et la nuit sont assez tranquilles.

Le lendemain, même état du pouls, pupilles plus dilatées que la veille, mais plus mobiles, haleine manifestement fétide; il y a eu deux selles glaireuses spontanées. (Suc de semen-contra $\mathfrak{Z}$ j ß, huile de pal. chris. $\mathfrak{Z}$ ij. Cette dose doit être répétée à midi et le soir.)

A cinq heures de l'après-midi, sortie de quatre vers lombrics dont trois morts. (Lav. éth.)

Troisième jour. Administration d'une potion avec l'huile de ricin, et dans la soirée expulsion de trois vers lombrics en état de stupeur.

Quatrième jour. Convalescence. (Vin amer.)

VIII.ᵉ OBSERVATION (1).

Un enfant de quatre ans, jouissant habituellement d'une bonne santé, quoique d'une faible complexion, d'une mobilité nerveuse assez grande, est pris subitement de fièvre après s'être fréquemment plaint, pendant quelques jours, d'une douleur qu'il rapportait à la fosse iliaque droite. Tout à coup convulsions générales violentes et continues, dans lesquelles tous les symptômes qui les caractérisent sont portés à un haut degré. Le médecin appelé prescrit une potion antipasmodique, l'immersion dans un bain tiède, les frictions, les sangsues derrières les oreilles, et généralement tous les moyens appropriés en pareil cas. Les accidens semblent d'abord diminuer d'intensité pendant quelques momens, mais se reproduisent bientôt avec plus de force, et se succèdent enfin avec une telle rapidité, que la petite malade ne tarda à succomber, après avoir souvent porté sa main du côté droit du bas-ventre.

---

(1) Communiquée par M. *Masclas*, ancien praticien recommandable.

Le médecin demanda à faire l'ouverture du cadavre, ce qui lui
fut accordé. Après des recherches exactes et long-temps prolongées,
on trouva enfin un ver lombric long d'environ cinq pouces, logé
dans le cul-du-sac du cœcum, et dont la moitié environ s'était intro-
duite dans l'appendice de cet intestin, en formant un repli sur elle-
même. Cet appendice était manifestement tendu. Sa membrane muqueuse était rougeâtre. Les autres intestins étaient dans l'état naturel,
et contenaient quelques mucosités. Le cerveau n'offrit rien de remarquable.

Cette observation m'a paru digne d'être citée : 1.° à cause du lieu
où séjournait le ver; 2.° par les accidens funestes qu'il développa sympathiquement, quoique logé, en grande partie, dans une portion
d'intestin où il semble que la sensibilité ne doit pas exister à un haut
degré; 3.° par l'absence de tout désordre appréciable dans le cerveau,
d'où on pourrait conclure que la mort n'aurait eu lieu que par suite
de l'état convulsif trop prolongé des muscles de la respiration ; lequel
aurait amené enfin la cessation de leurs fonctions. N'en est-il pas
ainsi de la mort causée par le tétanos ? On ne rencontre, pour la plupart du temps, aucune altération organique, mais seulement un
engorgement des sinus cérébraux, qu'on ne doit considérer alors
que comme effet. C'est au moins ce que m'a démontré l'autopsie faite
sur quelques nègres adultes qui ont succombé à cette affection.

Par la présen-
ce des vers dans
l'estomac. Je ne donnerai point d'observation de convulsions nées sous l'influence des vers dans l'estomac, par la très-bonne raison que, sur
une grande quantité de faits, aucun n'a présenté de pareils accidens
nerveux. Rien, en effet, de plus commun que de rencontrer des
vers dans le ventricule, et souvent même en grand nombre, et rien,
je le répète, de plus rare que les convulsions en pareil cas. Au
reste, on reconnaît facilement leur présence dans l'estomac aux symptômes suivans.

Etat d'abattement et d'inquiétude, pupilles largement dilatées et
mobiles, yeux abattus, paupières cernées, pouls petit et fréquent,

vomituritions continuelles, et souvent vomissement des alimens liquides et solides à mesure qu'ils sont pris, toux sèche, prurit incom-
mode des narines, langue muqueuse, parfois rougeâtre vers ses
bords, haleine fétide, sentiment de titillation à la partie supérieure
et postérieure du pharynx, urines claires, constipation ou selles fréquentes et blanchâtres, parfois sensibilité de l'épigastre, augmentée
par la pression; sommeil agité, réveils en sursaut, frayeurs continuelles, contractions involontaires et répétées des membres abdominaux, et surtout des doigts, grincement des dents, soif constante, etc.

Je ferai connaître le traitement qu'il convient d'opposer à ces symptômes, et qui serait, du reste, applicable aux cas de convulsions.

La distension des intestins grêles par l'accumulation de gaz dans
leur intérieur est fréquente chez les enfans en état de fièvre, surtout
quand ils n'ont pu être évacués convenablement. On conçoit donc
qu'ils peuvent produire sur la membrane muqueuse une irritation
qui, s'étendant sympathiquement au cerveau, amène des accidens
nerveux plus ou moins considérables. Je pense néanmoins que les
convulsions, nées d'une manière absolue, sous l'influence de pareille
cause, sont beaucoup moins fréquentes qu'on ne pense, et j'avance-
rai même que, dans une pratique assez étendue, pendant plusieurs
années, je n'en ai rencontré que bien peu d'exemples. Je ne citerai
que le suivant, qui eut une terminaison funeste.

IX.ᵉ OBSERVATION.

L'enfant de M. D....., âgé de vingt mois, naturellement replet et
coloré, jouissait habituellement d'une bonne santé.

Par la présen-
ce de gaz dans
les intestins.

Le 18 mars 1821, à dix heures du matin, invasion de la fièvre par
un léger refroidissement des extrémités. Peu de temps après, chaleur,
pouls vif et fréquent, soif vive, assoupissement, pupilles dans l'état
naturel. (Chiend miel.) Dans la nuit, l'accès se termine par une
sueur assez abondante. Le lendemain, le petit malade paraissant être
oppressé, la langue saburrale, administration de quelques cuille-

5

rées d'eau stibiée.) Vomissement de matières bilieuses et muqueuses, mais peu abondantes , la mère craignant de l'exciter davantage ; quelques déjections alvines fétides ; sommeil tranquille pendant deux heures. Le reste de la journée, l'enfant a joué, comme à son ordinaire. On lui fait prendre le soir un lavement, qui entraîne quelques matières stercorales.

Troisième jour. Le petit malade a bien dormi ; néanmoins, la face est pâle. (Sirop de rhubarbe.) Vers onze heures, après deux petites selles bilieuses, froid aux extrémités, annonçant le retour de la fièvre. Bientôt état comateux ; pouls vif, très-fréquent, visage coloré, soif intense, agitation. (Sangsues derrière une oreille.) Peu de temps après, légère moiteur, qui disparaît promptement, pour revenir et disparaître encore. Cet état dure jusque vers quatre heures du soir. Alors météorisation subite du ventre , qui parvient en peu de temps au plus haut degré, et produit immédiatement des convulsions violentes qui se succèdent d'une manière non interrompue , et font enfin place aux symptômes suivans, que j'observai à mon arrivée : état comateux complet, suspension de toutes les fonctions des sens, au point que la membrane pituitaire est entièrement insensible à l'impression de l'ammoniaque porté à l'entrée des fosses nasales. Pouls petit et d'une vitesse inappréciable, respiration suspirieuse , courte, et qui ne se fait que par l'action des muscles abdominaux , pupilles très-dilatées et d'une immobilité absolue ; trismus, ventre ballonné. Cet état, auquel on oppose en vain tous les moyens nécessités en pareil cas , amène la mort au bout de deux heures , après une agonie de quelques minutes.

L'ouverture n'a pas été accordée.

Néanmoins, je ne doute pas un seul instant que l'enfant n'ait succombé à la cause dont il est question. Le météorisme subit , porté à un très-haut degré en peu de momens , et qui fut incontinent suivi de convulsions, rend assez raison de l'issue funeste qui en devint le résultat.

Au reste , c'est vraiment, ainsi que je l'ai dit , le seul exemple de ce genre qui me demeure bien avéré. Quel que soit le motif des convulsions chez les enfans, le ventre devient presque toujours tendu, mais bien consécutivement.

Ce phénomène ne peut donc être considéré que comme effet, et non comme cause. Le gonflement de l'abdomen s'observe également très-fréquemment dans l'état simple de fièvre, mais se dissipe presque toujours facilement, ainsi que je le dirai à l'article du traitement.

Sous l'influence de la dentition.

Une chose remarquable et constante dans son observation est l'irrégularité de la dentition dans les colonies. Ce fait me frappa dès le principe, et fixa long-temps mon attention. J'ai donc remarqué que les lois naturelles et ordinaires de la dentition n'étaient, pour ainsi dire, que des exceptions, eu égard toutefois à la sortie des seize premières dents. Combien de fois, en effet, n'ai-je pas vu les angulaires ou les petites molaires se faire jour les premières; les incisives moyennes et latérales se croiser dans leur sortie, soit entre elles, soit avec les autres dents! Il est pourtant vrai de dire que, quel que soit l'ordre qu'elle affecte, cette opération de la nature occasionne peu d'accidens. Beaucoup d'enfans ont néanmoins, comme partout, une dentition pénible, caractérisée par la sensibilité et le gonflement des gencives, le développement d'aphthes dans la bouche, de parulis; par l'insomnie, la perte de la gaîté, etc., etc.; mais peu éprouvent des accidens convulsifs. J'en ai rencontré, en mon particulier, peu d'exemples; aucun n'a été funeste. J'ai observé, et beaucoup d'autres médecins avant moi, que les convulsions appartiennent presque toujours à la sortie des dents angulaires et premières petites molaires, et notamment lorsque celles-ci ayant poussé les premières, depuis un certain temps, ont pu se rapprocher assez des incisives latérales pour gêner l'arrivée des autres.

Du reste, les accidens nerveux dont il est question ne s'observent guère que sur les enfans les plus irritables : ils sont peu communs chez les enfans de couleur, et extrêmement rares chez les négrillons.

Les deux observations suivantes ont été fournies par des blancs.

X.ᵉ OBSERVATION.

Au mois de mai 1820, je fus appelé pour un enfant âgé de seize mois vivement tourmenté par la sortie d'une dent angulaire inférieure du côté droit.

La dentition n'avait commencé que vers le sixième mois, et s'était effectuée d'une manière tout-à-fait irrégulière, et dans l'ordre suivant : les incisives moyennes supérieures, les deux latérales inférieures, les deux moyennes inférieures, la première petite molaire inférieure droite, les incisives latérales supérieures, l'angulaire inférieure gauche, la première petite molaire du même côté, les deux angulaires et premières petites molaires supérieures, dans l'ordre accoutumé. Il ne restait donc plus, pour compléter les seize premières dents, que l'angulaire inférieure droite. La difficulté qu'elle éprouvait à paraître dépendait manifestement de ce qu'elle était pressée entre la première petite molaire du même côté sortie depuis long-temps, et l'incisive latérale correspondante. Ce travail durait depuis plus de huit jours. L'enfant paraissait ressentir des douleurs considérables. Il ne prenait le sein qu'avec crainte, et le quittait aussitôt à cause de la sensibilité des gencives, augmentée par la pression. Celles-ci étaient fortement gonflées. Il y avait vomissement fréquent des alimens. La langue et les lèvres étaient rouges, la face tantôt pâle et tantôt animée, les yeux abattus. Le ventre était paresseux. Il y avait peu de sommeil. (Chiendent, miel, bain, frict. loc. avec miel, lav. émol.)

Le lendemain, le petit malade souffrait toujours beaucoup ; il y avait eu dans la nuit quelques mouvemens convulsifs. La gencive était fortement tendue ; on apercevait aisément la dent à travers son tissu. (Potion huile palma-christi). Dans l'après-midi, plusieurs évacuations alvines, suivies d'un sommeil tranquille pendant trois heures. Alors réveil en sursaut, accompagné de cris plaintifs ; l'enfant semble souffrir encore plus que la veille.

Troisième jour. La nuit a été mauvaise; le petit malade a très-peu dormi, et presque constamment crié. Le gonflement des gencives est considérable ; le moindre attouchement met l'enfant dans un état voisin d'une crise. Il y a une salivation très-abondante. La dent semble près de se faire jour. Je propose l'incision de la gencive, qui est très-amincie, ce qui est refusé. Dès-lors, continuation des mêmes moyens. Vers quatre heures de l'après-midi, après une agitation considérable, et en voulant prendre le sein, convulsions générales pendant lesquelles la face reste long-temps violette. A mon arrivée, la connaissance n'était pas encore revenue ; les yeux étaient demi-ouverts, les pupilles dilatées, mais mobiles, la face pâle, le ventre un peu tendu. On remarquait de temps en temps de petites contractions involontaires des membres. Léger trismus. (Sangsues à l'oreille, bain, embr. émol. et frict. huile, camp. sur le ventre, lav.)

Quatrième jour. La nuit a été assez paisible. L'enfant a pris plusieurs fois le sein, sans paraître beaucoup souffrir. Il y a eu une selle spontanée assez copieuse, contenant des glaires. Cette amélioration est due à la perforation de la gencive par la dent, qui paraît être néanmoins fortement pressée de droite et de gauche. Il s'est développé au voisinage, à l'intérieur des joues et des lèvres, ainsi que sur la langue, une assez grande quantité de petits aphthes. Du reste, le petit malade a repris un peu de gaîté. En quelques jours, retour à l'état de santé.

Les accidens nerveux dépendaient bien évidemment ici de l'exaltation de la sensibilité de la gencive. Je pense que l'incision les aurait prévenus. Ce moyen peut néanmoins provoquer immédiatement des convulsions ; la douleur produite par l'instrument tranchant donnant lieu à une commotion qui met à l'instant en jeu les nerfs cérébraux déjà en état d'excitation. L'observation suivante en offre un exemple.

XI.ᶜ OBSERVATION.

Un enfant de deux ans, d'une complexion délicate, mais doué naturellement d'une vivacité assez grande, avait commencé sa dentition
vers le neuvième mois de sa naissance. Cette opération s'était effectuée sans accident, quoique d'une manière tout-à-fait irrégulière
jusqu'à la première petite molaire supérieure gauche. Depuis plusieurs jours, il y avait une salivation abondante, avec sensibilité considérable de la gencive correspondante. Le pouls était élevé et fréquent, le ventre paresseux. Je conseillai l'emploi des moyens ordinaires, comme boissons délayantes, bains généraux, doux laxatifs,
lavemens, embrocations émollientes sur le ventre, etc. Le petit malade resta à peu près dans le même état pendant plusieurs jours, offrant néanmoins un amincissement gradué de la gencive, qui laissait
apercevoir la dent. A cette époque, augmentation marquée de la
sensibilité de tout le bord alvéolaire du même côté, mais principalement de la portion correspondante à la dent. La douleur est bientôt
telle, que l'enfant craint même de boire. La face est animée, le pouls
fréquent et serré, la peau chaude et sèche. Le petit malade est
dans une somnolence habituelle, souvent interrompue par des contractions passagères, mais assez vives, des membres. Le ventre offre
beaucoup de chaleur. L'offre d'inciser la gencive, qui me paraît suffisamment amincie, n'est pas acceptée, quoique j'annonce que c'est
peut-être le seul moyen d'éviter des accidens nerveux. En effet,
deux ou trois heures après, convulsions, qui se développent subitement, et sont d'assez longue durée. Le calme revient néanmoins
par l'emploi des remèdes accoutumés. Les gencives n'en sont cependant pas moins le siége d'une sensibilité très grande. Le petit
malade refuse toute espèce d'alimens. Je propose de nouveau l'incision, que je fis cruciale. Mais au moment où je la terminais, l'enfant poussa un cri aigu, et entra immédiatement en convulsions.
Dès qu'elles furent terminées, je finis la petite opération en exci-

sant les lambeaux. Les accidens ne reparurent plus, et le petit malade fut promptement rendu à l'état naturel.

Sous l'influence de l'accélération des mouvemens du cœur.

Je veux parler ici des convulsions qui naissent immédiatement de la commotion imprimée aux nerfs du cerveau, en état de fièvre, par le battement des artères situées à sa base. Ce mode de convulsions, moins rare peut-être qu'on se l'imagine, pourrait présenter un grand rapprochement avec les essentielles, si l'on n'était forcé d'admettre que la fièvre est vraiment cause occasionnelle (1). Il faut néanmoins avouer qu'elles ne peuvent guère se rencontrer que chez des sujets doués d'une constitution éminemment nerveuse, d'une sensibilité exquise, ainsi qu'on le verra dans les observations suivantes.

Ne serait-ce pas à la même cause qu'il faudrait rapporter les convulsions qui arrivent chez certains enfans, dans le frisson de quelques fièvres intermittentes, sans que pour cela ces dernières prennent un caractère pernicieux, et que des moyens appropriés font bientôt cesser. J'ai vu une petite fille en bas âge, qui ne pouvait avoir la fièvre sans éprouver des mouvemens convulsifs pendant la durée du frisson. Les parens avaient même fini par s'y habituer, et connaissaient les moyens dont ils devaient faire usage, en l'absence du médecin : la chaleur une fois établie, la fièvre parcourait ensuite ses périodes, sans développer de nouveaux accidens.

Un de mes amis, médecin distingué, a vu plusieurs fois le même cas chez un autre enfant. Les deux observations suivantes m'ont été fournies par le même individu ; mais avant de les tracer, je dois donner

---

(1) J'ai connu un enfant qui, à la suite de convulsions violentes qu'il subit dans diverses maladies, présenta progressivement un affaiblissement dans les facultés intellectuelles, jusqu'à ce qu'étant devenu épileptique, il tomba dans une sorte d'idiotisme. Les convulsions primitives avaient positivement le caractère que nous indiquons ici.

une notice historique de l'enfant dans l'espace de quinze mois, pendant lesquels il a été fréquemment malade. Cet enfant est âgé de trois
ans, et doué d'une sensibilité nerveuse portée au plus haut degré.
Cette disposition, qui est originelle, lui est commune avec son frère,
moins âgé que lui : son aîné en a été victime. Le père et la mère sont
d'une petite stature, ont les formes grêles, et généralement tous les
attributs du tempérament nerveux. L'enfant, à peine âgé de trois jours,
fut livré à des convulsions presque continuelles pendant plus de
douze heures (1). Depuis lors il jouit d'une assez bonne santé ; la dentition s'effectua même assez tranquillement jusqu'à l'âge de quinze
mois. A cette époque, il commença à être soumis à l'influence de la
disposition en question, et jusqu'à la dernière maladie, qui a eu lieu
au mois de janvier 1823, voici les remarques qui se présentèrent à mon
observation.

L'enfant ayant ordinairement des couleurs animées, d'un embonpoint habituel, mangeant beaucoup, ayant un sommeil assez souvent
interrompu, doué de beaucoup de vivacité, naturellement iras-
cible, ayant la repartie prompte et vive, passe ordinairement d'une
manière subite, et sans symptômes précurseurs, de l'état de santé
à celui de maladie. Ainsi, au milieu de ses jeux, dont il est fortement occupé, et auxquels il se livre avec toute l'ardeur de son âge,
il se lève tout à coup, et court se réfugier auprès de sa mère. La fièvre
vient de le saisir. Tantôt cette invasion est marquée par un refroidissement sensible des extrémités, et tantôt par un simple malaise,
qui ne tarde pas à s'accompagner d'une chaleur notable. Dès-lors
l'enfant devient triste, inquiet, et bientôt livré à la somnolence, avec
contractions involontaires des membres. Cet état dure plus ou moins
long-temps, mais rarement au-delà de deux heures, et quelquefois
moins. Une soif assez vive se développe, et peut être à peine modérée
par l'usage d'une boisson appropriée. Cependant une légère moi-

---

(1) *Voyez* observation 1.ᵉ, p. 21.

teur couvre la peau, la face devient animée, ou reste pâle. Le malade est alors livré à une loquacité continuelle, avec disposition à la frayeur. Le pouls acquiert une vitesse extrême, la moiteur disparaît, pour revenir, et se dissiper de nouveau. Tout à coup, les yeux se fixent sur un objet quelconque, les lèvres deviennent tremblantes, les ailes du nez se contractent, les paupières sont agitées d'un clignotement plus ou moins vif, les membres se roidissent, la face devient noirâtre, la tête se renverse. La convulsion est alors affectuée, et dure plusieurs minutes. Elle s'annonce souvent par un cri aigu. Le malade, une fois revenu de cet état, paraît être mieux, et pourrait induire en erreur le médecin qui ne se tiendrait pas sur ses gardes. L'enfant, est, en effet, susceptible de s'occuper de quelque jeu presque comme en santé; la chaleur de la peau diminue, le pouls, quoique fréquent, l'est moins qu'auparavant. Mais bientôt la tristesse reparaît avec la somnolence, ainsi que les autres symptômes, et conduirait infailliblement au même résultat, c'est-a-dire à une nouvelle convulsion, si l'on ne s'y opposait. Telle est la marche primitive qu'affecte presque constamment chaque accès de fièvre, quelque courte que soit sa durée, et telle est, aujourd'hui (1), la disposition marquée aux accidens que je viens de décrire, qu'en n'employant pas des moyens actifs, la mort serait peut être le résultat inévitable de la récidive des convulsions pendant le même accès. Ce fut, en suivant une marche semblable, qu'une fièvre intermittente, qui se répétait fréquemment depuis deux ou trois mois, enleva, au second accès, le frère aîné du malade, alors âgé de trois ans. Les convulsions s'organisèrent, pour ainsi dire, avec une telle force, qu'il nous fut impossible d'en arrêter le cours. La mort arriva dans l'espace de quelques heures.

Quoique à l'époque où je fus appelé pour la première fois, afin de remédier aux accidens dont il est question, je dusse nécessairement être porté à reconnaître une disposition particulière, d'après l'exemple

---

(1) Cette observation a été écrite au mois de janvier 1823.

du premier enfant, je ne pus cependant me défendre d'en accuser une
irritation quelconque portée sur les voies digestives. Ainsi, en admettant la présence de quelques vers, j'eus plusieurs fois recours aux
anthelmintiques, dont la puissance est le plus généralement reconnue. Ou bien, supposant un embarras muqueux ou bilieux de l'estomac ou des intestins, j'employai successivement les préparations sti-
biées et les laxatifs, auxquelles succédaient celles du quinquina. Au-
jourd'hui j'ai renoncé à ce mode de traitement, les paroxysmes suivans offrant toujours les mêmes accidens, et persuadé d'ailleurs
que ce ne serait qu'un moyen de plus d'augmenter l'atonie des membranes muqueuses.

Les deux observations suivantes donneront, je pense, une idée
exacte de l'affection dont il s'agit.

XIIe OBSERVATION.

Premier jour (22 décembre 1822). Invasion subite à neuf heures
du matin, sans symptômes précurseurs, ni prédisposition apparente, par un froid marqué des extrémités ; sommolence, qui survient immédiatement. L'enfant vomit, avec beaucoup de matières
glaireuses, la plus grande partie de son déjeûner, consistant en du
pain et du lait. Dès-lors moiteur à la peau, soif légère, sommeil tranquille. En deux heures, la fièvre est terminée. Je la regarde moi-
même comme l'effet d'une mauvaise digestion. (Eau de chiendent
pour le reste de la journ.) Le lendemain, 23, état de santé assez
satisfaisant.

Le 24, le petit malade a bien dormi. Retour de la fièvre à neuf
heures du matin, par un refroidissement des extrémités. Exaspéra-
tion à onze heures, marquée par une chaleur et une agitation plus
grandes. Bientôt après somnolence, soif vive, un peu de moiteur à
la peau, immédiatement remplacée par une sécheresse complète.
Dès-lors loquacité, qui s'exerce sur mille objets divers ; pouls vif et
très-fréquent. Tout à coup, vers une heure, yeux fixes, signal d'une

convulsion qui commence à l'instant, et dure cinq minutes. Elle était terminée à mon arrivée. (Bain tiède alcoholisé, sangsue derrière une oreille, pot. till., éth., teint. assa-fœt.)

L'enfant est retiré du bain après la chute de la sangsue. On favorise la sortie ultérieure du sang par les moyens ordinaires. On frictionne avec de l'huile camphrée le ventre, qui est un peu tendu. Peu de temps après, sueur générale qui termine l'accès. On commence l'usage du sulfate de quinine à la dose d'un grain, jusqu'à la concurrence de huit. L'enfant est alors abandonné au sommeil.

Le 25, retour inattendu de la fièvre, à onze heures du matin, sans froid sensible ; mais annoncé par la tristesse et une tendance à dormir. Bientôt chaleur considérable, soif, pouls vite, face un peu animée, loquacité, signe précurseur constant des accidens nerveux. Dès-lors immersion dans un bain tiède alcoholisé, et application d'une sangsue derrière une oreille. Sortie du bain après vingt minutes. L'enfant est couché, et paraît accablé. Dans le courant de l'après-midi et de la soirée, alternative de moiteur et de sécheresse à la peau, de somnolence et de réveil, pouls vite et irrégulièrement développé. Le ventre est parfaitement souple, et d'une température presque ordinaire. A minuit, la fièvre ne paraissant pas devoir céder, et la peau étant toujours sèche, application d'un vésicatoire à la cuisse gauche, dans l'intention de diviser le spasme des parties supérieures. La sueur ne tarde pas effectivement à s'établir et à se maintenir d'une manière régulière. Vers cinq heures du matin, administration du sulfate de quinine, porté à la dose nécessaire. La fièvre n'a pas reparu. L'enfant s'est promptement rétabli. L'appétit, la gaîté, le sommeil et les évacuations naturelles comme par le passé. Néanmoins administration de quelques doses de vin amer.

XIII.ᵉ OBSERVATION.

Invasion au bout de sept jours, dans la nuit, sans qu'on puisse préciser l'heure. On s'en est aperçu par une chaleur assez grande, qui s'est évanouie vers le matin, en laissant l'enfant dans un état de santé apparente. (Boisson délayante, régime approprié pendant la journée.)

Deuxième jour. Retour de la fièvre à dix heures et demie du matin, avec frisson, qui dure près d'une heure, et auquel la chaleur succède lentement; pouls vif et fréquent, visage coloré. A une heure, après les phénomènes ordinaires, convulsions qui se développent sous mes yeux, au moment de mon arrivée, durent dix minutes, et sont portées à un degré très-élevé.

Immersion subite dans un bain tiède, deux sangsues derrière les oreilles, potion antispasmodique. Vers quatre heures du soir, la moiteur ne s'établissant pas, et l'enfant ayant fréquemment des soubresauts accompagnés d'une sommolence continuelle, application d'un vésicatoire à la cuisse droite, embrocations émollientes et frictions d'huile camphrée sur le bas-ventre, qui offre un peu de rénitence et beaucoup de chaleur. Deux heures après, sueur générale et uniforme; remission. (Quinquina.)

Le 7, retour de la fièvre, à la même heure que la veille, par un frisson assez vif. Appelé immédiatement, je fais mettre l'enfant dans un bain, et appliquer une sangsue derrière une oreille. Le malade, quoique livré à une agitation considérable, n'éprouve cependant point de convulsions, quoique la face ait paru un instant visiblement altérée. Neanmoins la peau est sèche, le pouls vite et parfois irrégulier. Dans l'après-midi, cet état se continuant, et la disposition comateuse augmentant, craignant enfin de nouveaux accidens, application à la cuisse gauche d'un sinapisme fait avec le *plumbago scandens*. Vers cinq heures, malgré une moiteur générale, décomposition subite de la face, avec contractions involontaires de quelques-uns de ses muscles, et clignotement des paupières. Cette altération de la face est en tout semblable à celle qu'elle éprouve dans une convulsion générale. A sept heures, rémission marquée. Vers minuit, après une courte agitation, même phénomène que dans l'après-midi, mais d'une plus longue durée, et avec une altération plus grande de la face, qui reste long-temps décolorée, en offrant l'aspect de celle d'un cadavre. Un collapsus absolu succède immédiatement à cet état. On y oppose l'irritation du vésicatoire , l'usage des errhins, et des frictions sur les membres. Le calme une fois revenu , on commence l'administration du sulfate de quinine. Le lendemain, l'accès n'a pas eu lieu, mais a été marqué, à dix heures, pas un malaise visible pendant près d'une heure, et qui donne naissance à une moiteur générale. Même observation le soir à cinq heures , continuation du quinquina les jours suivans, à doses convenables, et insensiblement retour à l'état naturel.

On voit, par cette dernière observation, à quel degré d'exaltation était parvenu le système nerveux, nonobstant tous les moyens employés, puisqu'il est certain que la décomposition des traits, arrivée deux fois dans l'espace de quelques heures, ne peut être considérée que comme une convulsion qui avorta , pour ainsi dire , chaque fois.

Je ferai observer que cette dernière fièvre était septénaire , et que l'enfant marchait ainsi de plus en plus vers une susceptibilité fébrile plus grande, qu'on me passe cette expression , et sans cause appréciable. En effet, depuis environ trois mois , il était fréquemment soumis à un état pathologique, et avait à peine quinze jours de bonne santé.

Son frère aîné avait positivement présenté la même progression dans ses maladies et l'observation exacte des mêmes phénomènes. Il était d'une constitution peu robuste, blond , pâle , d'une petite stature , d'une grande vivacité d'esprit, et formait, sous les rapports physiques, un contraste frappant avec le premier qui, jouissait, ainsi que je l'ai dit, d'un tempérament robuste , était coloré , avait les membres bien développés , et offrait l'exemple de ce qu'on appelle généralement un *bel enfant.* Cette différence dans l'habitude extérieure étant accompagnée d'une susceptibilité nerveuse aussi grande, démontrait donc nécessairement une disposition originelle.

Dès que la convalescence de notre malade fut prononcée , j'engageai les parens à le conduire à la campagne, dans un des quartiers les mieux situés de la colonie, en attendant qu'il fût mis à bord d'un bâtiment pour être transporté en France, seul moyen de modifier sa constitution, et de le soustraire peut-être à une mort certaine.

L observation suivante, quoique faite sur un sujet d'une suscepti-bilité nerveuse beaucoup moindre que le précédent, et pour ainsi dire accidentelle, ne me paraît pas moins reconaître la même cause c'est-à-dire la commotion imprimée au cerveau. Elle contient d'ail-leurs quelques détails qui ne sont pas, je pense, sans intérêt.

XIV.ᵉ OBSERVATION.

Le 9 janvier dernier, je fus mandé, vers dix heures du matin, au-près d'une petite fille de cinq ans. Cette enfant était d'un embonpoint habituel, rarement malade, avait des couleurs prononcées, était douée d'une vivacité assez grande et d'un caractère facilement iras-cible.

L'invasion avait eu lieu le 7, à une heure après-midi, par un mal-aise subit. La chaleur s'était bientôt élevée, accompagnée de mou-vemens spasmodiques communs aux enfans; parfois envies de vo-mir, assoupissement, langue rouge, soif intense, urines rares, constipation.

Le 9, à sept heures du matin, un médecin appelé trouvant un peu de rémission dans les symptômes, administre quinze grains d'ipécacuanha. Une demi-heure après, au milieu des efforts du vo-missement, convulsions signalées par les yeux, devenus fixes, roideur et contraction des membres, renversement de la téte sur le dos, décomposition de la face : cet état dure au-delà de dix minutes. Le médecin, appelé de nouveau, refuse de venir. Je trouvai la petite malade dans l'état suivant : pouls petit, serré et fréquent ; peau sèche, paupières demi-closes, pupilles dilatées et presque immobiles, rou-geur des lèvres et de la pointe de langue, léger trismus, ventre tendu, constipation. (Sangsues derrière les oreilles, potion huileuse gommée, aromatisée avec l'eau de fleurs d'orange; eau de tilleul, embrocations émollientes et frictions d'huile camphrée sur l'abdomen.)

A une heure, nouvelles convulsions, mais d'une durée moindre que les précédentes. (Bain.) A deux heures, évacuations alvines, peu abondantes de matières dures. Une heure après, nouvelles évacuations plus copieuses, et de matières noirâtres, fétides ; ventre un peu moins tendu : l'enfant est néanmoins dans le même état de stupeur. Le soir, à huit heures, assoupissement, ventre plus souplè, pouls moins fréquent, déglutition facile ; les sens semblent néanmoins demeurer obtus, les pupilles offrent plus de mobilité. Le 10, après plusieurs évacuations alvines très-fétides, survenues dans la nuit, l'enfant a recouvré un peu de connaissance, et a demandé plusieurs fois à boire. Les urines sont abondantes et citrines, le ventre souple et d'une température peu élevée, le pouls moins fréquent, mais parfois irrégulier ; la peau légèrement humide : l'affection comateuse est cependant fortement prononcée. (Eau de gomme édulcorée avec le sirop de vinaigre, lavement éthéré.)

Le 11, l'enfant a été toute la nuit dans l'assoupissement ; les pupilles sont très-dilatées, le pouls est peu fréquent, mais un peu serré; la respiration presque naturelle, la face pâle, le ventre souple ; les urines abondantes et plus colorées, sans être sédimenteuses; la soif est vive : c'est le seul besoin que manifeste l'enfant. (Sinapismes.)

Le 12, diminution de l'assoupissement ; pupilles plus mobiles, mais toujours dilatées ; ventre souple, point d'évacuations alvines depuis hier. Urines un peu sédimenteuses. L'aspect de la physionomie est plus satisfaisant, le pouls plus relevé. (Quatre pilules d'un grain de mercure doux pour la matinée, potion éthérée, crème.)

Dans l'après midi, sortie de trois vers lombrics morts. Le soir, assoupissement plus profond que jamais, pupilles dilatées et presque immobiles, pouls très-fréquent, petit et un peu irrégulier. (Pilules de mercure doux, potion éthérée, eau vineuse.)

Le 13, vers trois heures du matin, il y a eu un paroxysme, rendu sensible par le froid des extrémités, qui dure encore à sept heures, et que n'a pas détruit l'application de corps chauds. Le pouls est petit et très-fréquent ; la prostration paraît complète; il y a eu quelques déjections liquides et un peu fétides. L'affection comateuse est à son comble. (Application, à la partie interne des cuisses, de sinapismes faits avec le *plumbago scandens*; décoction de quinquina, potion camphrée, madère et eau pour boisson.)

La chaleur, qui était revenue dans la journée aux extrémités, est remplacée le soir par le froid, mais aux extrémités droites seulement.

Le 14, la nuit a été tranquille. L'enfant a demandé plusieurs fois à boire. Le matin, à sept heures, pouls plus rélevé et moins fréquent, régulier; la chaleur uniformement répandue, l'assoupissement moindre, les pupilles moins dilatées, les urines sédimenteuses, le ventre libre; il n'y a pas eu de paroxysme. (Continuation des mêmes moyens internes, bouillon.)

Le 15, il y a eu hier soir, à dix heures, un refroidissement marqué des extrémités droites, mais de moindre durée que le précédent. Le reste de la nuit a été tranquille : la petite malade s'est plusieurs fois éveillée spontanément. Le pouls a plus de force et moins de fréquence, les pupilles peu dilatées. Il y a eu ce matin une selle naturelle. (Huit grains de sulfate de quinine dans trois onces d'eau de tilleul orangée.)

Le 16, point de paroxysme. Les pupilles dans l'état ordinaire; l'affection comateuse a entièrement cédé.

Le 17, convalescence.

Les convulsions, survenues chez l'enfant qui fait le sujet de cette observation me paraissent évidemment devoir être attribuées aux efforts du vomissement par suite de l'administration des quinze grains d'ipécacuanha, donnés si mal à propos dans le cas dont il s'agit, en accélérant les mouvemens du cœur, et en imprimant ainsi une commotion violente aux nerfs cérébraux, déjà en état manifeste d'excitation (1). D'un autre côté, cette observation me paraît assez

_____

(1) Ne serait-ce pas à la même cause qu'il faudrait rapporter des convulsions survenues en pareil cas chez quelques enfans, et qu'on a expliquées en admettant que l'émétique avait agi comme poison ?

remarquable par les phénomènes qu'elle a présentés. Nul doute, en effet, qu'il y ait eu ici, par suite des convulsions, un épanchement dans le cerveau, assez signalé, du reste, par l'affection comateuse, portée à un haut degré pendant plusieurs jours, par la dilatation et l'immobilité des pupilles, le pouls irrégulier, le ventre paresseux, etc., symptômes dont on ne saurait assurément accuser la présence de trois vers lombrics, et d'autant moins, qu'ils paraissaient frappés de mort, lors de leur sortie, depuis plus de vingt-quatre heures, et que les accidens, provenant de la compression, présentèrent une intensité plus grande encore après l'expulsion de ces insectes.

Au reste, les symptômes ont cédé, comme il arrive ordinairement, à l'union des moyens qui tendent à établir un point d'irritation sur des surfaces éloignées, et jouissant d'une sympathie reconnue avec le cerveau. Mais à quoi attribuer le refroidissement qui s'est manifesté plusieurs fois aux extrémités droites seulement? Si à cette époque les symptômes n'eussent offert une diminution de gravité, j'aurais craint une paralysie pour ce côté du corps. Ce phénomène rentre-t-il dans le domaine des anomalies nerveuses? Je l'ai considéré comme tel.

Traitement.

Ainsi que dans toutes les autres maladies, le médecin doit recourir aux causes pour établir un traitement efficace des convulsions (1). Cette tâche, naturellement difficile à remplir chez les enfans, le devient encore davantage dans les colonies, et principalement auprès des gens de couleur, de la plupart desquels on n'obtient qu'avec beaucoup de peine les renseignemens nécessaires, soit qu'un grand nombre parmi eux ait à cet égard peu d'aptitude,

---

(1) Pour parvenir plus sûrement à la vérité, on devra procéder par voie d'exclusion, en cherchant à reconnaître par les phénomènes présens et les signes commémoratifs ce qui appartient à telle ou telle cause. On arrivera ainsi au résultat désiré.

soit, et c'est le plus souvent, qu'ils cherchent à faire partager leurs erreurs à l'homme de l'art, au risque de compromettre l'existence des malades. En effet, il n'est peut-être pas de pays où les préjugés vulgaires soient aussi répandus et aussi difficiles à détruire, auxquels enfin le peuple tienne plus que dans les colonies. C'est une des circonstances qui frappe bientôt l'homme de l'art qui arrive dans ces climats, et contre laquelle il doit se prémunir de toutes ses forces. Ce travers s'étend même, pour la plupart du temps, aux moyens thérapeutiques. Ainsi aux ordonnances du médecin on substitue souvent d'autres remèdes, par la seule raison que les premières ne sont point conformes aux vues des co-traitans.

Cette observation, loin d'être exclusive aux gens de couleur, s'adresse malheureusement aussi à beaucoup de blancs, dont les uns sont également soumis à l'empire des préjugés, et dont les autres, d'un caractère pusillanime, se laissent aller aux instigations des premiers, et consentent ainsi à suivre leur avis. On sent aisément quel doit être, en beaucoup de cas, le résultat d'une pareille conduite, et combien elle doit faire de victimes. Néanmoins l'empirisme n'y perd rien, et prend, au contraire, souvent plus de force des accidens qu'il a fait naître, en les rejetant sur l'homme de l'art, tandis qu'il s'en attribue tous les succès.

Il faut donc que le médecin qui veut exercer noblement sa profession dans les colonies s'arme d'une sévérité inflexible pour écarter et proscrire ces nuées de femmes officieuses qui pleuvent chez tous les malades, et ne fasse pas, comme certains autres, qui, dans la vue de se produire davantage, se familiarisent avec elles, et approuvent les remèdes qu'elles conseillent, sans se mettre en peine de la responsabilité dont ils se chargent, des accidens qui viennent porter la désolation dans les familles.

Le traitement des convulsions devant être varié selon les causes qui les ont produites, je suivrai la division que j'ai établie plus haut. On verra cependant qu'il est des moyens généraux applicables à chaque espèce, comme il est des symptômes communs à chacune

d'elles. Ces moyens sont simples, et je pense que, quelques cas ex-
ceptés, il est presque toujours facile de remédier aux accidens (1).
Le système nerveux paraît, pour la plupart du temps, s'apaiser
aussi aisément qu'il s'est promptement exalté. Je puis en effet assurer
ici que, sur un grand nombre d'observations que j'ai été à portée de
faire, la mort en a été bien rarement le résultat.

*Sous l'influence de l'irritation de la membrane muqueuse
gastro-intestinale.*

Ainsi que je l'ai dit plus haut, les convulsions sont très-fréquentes
dans les Antilles, sous l'influence de l'irritation de la membrane
muqueuse intestinale, par la présence de matières saburrales.

Par la présen-
ce de matières
saburrales dans
le tube intesti-
nal.

Lorsqu'on est appelé auprès d'un enfant, et que la convulsion a eu
lieu par la cause dont il s'agit, on trouve presque constamment les
symptômes suivans : ventre tendu, et offrant une température communément plus élevée que dans l'état naturel; urines rares ou nulles
depuis le commencement de l'accès; bouche entr'ouverte ou resser-
rement des mâchoires, contractions passagères des muscles, face pâle
ou peu colorée; pouls petit, serré, fréquent; paupières demi-closes,
pupilles plus ou moins dilatées, parfois tout-à-fait immobiles; respiration fréquente, assoupissement, suspension plus ou moins complète des sens, supination absolue, constipation.

Les convulsions arrivent ordinairement dans le premier accès,
principalement lorsqu'il s'est prolongé au-delà de douze heures, et
qu'ayant débuté par un frisson, le mouvement du centre à la circonférence se fait trop long-temps attendre. En effet, la peau reste
sèche, ou ne se couvre que d'une moiteur passagère; le pouls acquiert plus de vitesse; les contractions partielles et fréquentes des
membres se font remarquer, le malade éprouve une agitation vio-

---

(1) *Underwood*, chap. 15, p. 125., Maladies des enfans.

lente, la face présente des alternatives de pâleur et de rougeur, etc.
Cet état ne peut durer long-temps sans amener des accidens nerveux, à moins qu'une sueur générale et uniforme ne vienne à se faire jour. On conçoit facilement qu'une convulsion puisse effectivement avoir bientôt lieu, le système nerveux se trouvant, pour ainsi dire, pressé entre la double excitation sympathique de la peau et de la membrane muqueuse intestinale.

Quand on arrive auprès du malade avant qu'il y ait eu des convulsions, et que les symptômes dont je viens de parler en fassent craindre la production, on réussira presque toujours à les éviter en employant les moyens suivans : d'abord on appliquera immédiatement une ou deux sangsues derrière les oreilles, selon que l'enfant sera plus ou moins agité et coloré. On le plongera ensuite dans un bain à une température de vingt à vingt-deux degrés, où il séjournera le plus long-temps possible. On pourra, si l'on vent, animer l'eau avec quelque liquide alcoholique. Après qu'on en aura retiré le malade, on l'essuiera avec soin, en faisant avec une flanelle de douces frictions sur la peau, et on le couchera, en ayant soin de favoriser la sortie ultérieure du sang fourni par la piqûre des sangsues. On frictionnera ensuite de temps en temps le ventre avec de l'huile d'olive tenant du camphre en dissolution, et on le couvrira d'un cataplasme émollient fait avec la farine de graines de lin ou autre substance émolliente. La tisane sera faite avec l'orge ou le chiendent, et édulcorée avec du miel.

Dès que, par l'emploi de ces divers moyens, on aura obtenu une rémission marquée dans les symptômes, on devra songer à produire des évacuations alvines. L'huile de palma-christi m'a toujours paru devoir obtenir, en pareil cas, la préférence sur les autres purgatifs. Si la convulsion était effectuée, comme il arrive pour la plupart du temps, et comme je l'ai supposé plus haut, on pourra recourir immédiatement à l'huile de ricin. En effet, l'état sémi-comateux dans lequel tombe l'enfant est favorable, jusqu'à un certain point, par la facilité qu'on trouve à lui administrer les remèdes (1). Néanmoins on ne devra point négliger, dans la plupart des cas, l'application des sangsues derrière les oreilles, et insister principalement sur les frictions d'huile camphrée, faites sur le ventre, dans la vue de maintenir ou de relever la contractilité des intestins, et s'opposer ainsi au développement d'une trop grande quantité de gaz dans leur intérieur.

Ce traitement, très-simple, comme on le voit, m'a toujours réussi. Si pourtant les convulsions persistaient, il faudrait avoir recours aux antispasmodiques les plus énergiques, tels que l'opium, le musc, le castoréum, etc. Mais faudrait-il employer, comme le conseille *Underwood*, l'huile de rue ?

Du reste, dès que les accidens ont cessé, on facilitera le retour à la santé par l'usage des amers.

Ici le choix des moyens n'est pas douteux ; qu'on soit appelé avant ou après la convulsion, il faut nécessairement exciter le vomissement. On conçoit, en effet, que tous les antispasmodiques possibles ne sauraient remédier à l'accumulation dans l'estomac de matières muqueuses ou bilieuses, ou de substances alimentaires soumises à une mauvaise digestion. On reconnaîtra facilement le cas dont il s'agit aux symptômes suivans : vomituritions, nausées continuelles, mouvemens fréquens des joues et des lèvres, contractions du pharynx et des muscles de la face qui simulent diverses grimaces ; parfois augmentation de tous les symptômes par la pression de la région épigastrique, contractions réitérées des membres thoraciques, et surtout des doigts. On s'aidera ensuite des signes commémoratifs en s'informant si le malade avait mangé peu de temps avant l'invasion de l'accès, ou si depuis quelques jours il avait perdu l'appétit, la gaîté, le som-

Par l'embarras de l'estomac.

(1) On sait combien il est, pour la plupart du temps, difficile et pénible à la fois de faire prendre les médicamens aux enfans. J'en ai vu plusieurs, au milieu des efforts qu'ils faisaient pour les repousser, être pris de mouvemens convulsifs.

meil, etc. Enfin on y joindra l'inspection des sclérotiques, et, s'il est possible, de la langue.

Si l'on n'est appelé qu'après les convulsions, on commencera par appliquer une sangsue derrière une oreille, afin de s'opposer aux accidens qui, sans cette précaution, pourraient résulter de la commotion imprimée à l'organe encéphalique par les efforts du vomissement. On procédéra ensuite immédiatement à l'administration de quelques cuillerées d'eau stibiée. L'estomac, une fois dégagé, tous les accidens cessent pour ne plus reparaître. On terminera le traitement par l'usage d'un ou deux minoratifs.

Par la présence des vers dans les intestins. S'il est, pour la plupart du temps, difficile de constater la présence des vers dans les cas ordinaires, et quand on est appelé à temps, on conçoit combien la difficulté augmente lorsqu'une ou plusieurs convulsions se sont déjà effectuées, puisque, quelle qu'en soit la cause, celles-ci offrent les mêmes phénomènes pendant leur durée, et présentent les mêmes observations quand elles ont cessé. Ce n'est donc, en grande partie, et presque toujours, qu'à l'aide des signes commémoratifs qu'on peut reconnaître que les accidens ont les vers pour cause.

On en aura une forte présomption si l'on apprend que l'enfant rendait depuis un ou plusieurs jours des selles glaireuses, muqueuses, blanchâtres, d'une odeur fade; s'il se plaignait de coliques, si son sommeil était souvent troublé, et s'il y avait, pendant sa durée, des contractions involontaires des membres plus ou moins répétées, s'il avait perdu l'appétit, ou s'il en avait au contraire beaucoup, s'il y avait une toux sèche et fréquente, soif plus ou moins vive; si la peau était chaude habituellement, la langue muqueuse, l'haleine fétide, avec prurit des narines, si les urines étaient copieuses et claires, etc.

On fera dès-lors usage d'une potion antispasmodique vermifuge, dans laquelle l'éther sulfurique et la teinture-d'assa-fœtida tiendront le premier rang, en prenant pour véhicule une infusion de quelque plante aromatique qui contribue, comme carminatif, avec les autres moyens à dissiper la météorisation que j'ai dit survenir toujours aux convulsions. Après avoir ainsi calmé les accidens nerveux en produisant momentanément l'inaction des vers, on emploie les anthelmintiques, dont la souveraineté est la plus reconnue pour procéder à leur expulsion.

Les préparations de semen-contra réclament la préférence, et notamment le suc récemment exprimé de cette plante, uni à une petite dose d'huile de palma-christi. Je ne me rappelle pas que ce médicament ait manqué de produire l'effet désiré. J'ai plusieurs fois administré le mercure doux, les poudres composées de substances résineuses drastiques, certaines préparations d'étain, etc., etc., et fort souvent je n'ai point obtenu de résultat satisfaisant ; tandis que, je le répète, le suc récent de semen-contra, donné à doses suffisantes, a toujours répondu à mon attente, et l'emporte de beaucoup sur les diverses préparations de ce vermifuge, et notamment sous forme pulvérulente.

Une de ces préparations dont on doit, je pense, user avec beaucoup de ménagement, est l'essence de ladite plante. En effet, outre que cette huile volatile ne remplit pas toujours le but qu'on se propose, elle m'a paru fort souvent altérer la sensibilité et la contractilité organique insensible de la membrane muqueuse des voies digestives. Ainsi les enfans se plaignent fréquemment. après son usage, de tranchées, qu'ils rapportent à divers points de l'abdomen, en même temps qu'ils sont atteints de diarrhée, à laquelle il faut opposer des adoucissans, des bains, etc., jusqu'à ce qu'on puisse en venir à l'administration des toniques.

Dans tous les cas, quels ques soient les vermifuges qu'on emploie, on doit leur faire succéder l'usage de l'huile de ricin, à doses suffisamment purgatives, dans le but d'exciter la contractilité de la tunique musculeuse des intestins, et provoquer ainsi l'expulsion des vers.

C'est ici, je pense, le lieu de signaler un préjugé qui n'entraîne que trop fréquemment des conséquences funestes ; je veux parler de la fâcheuse habitude qu'on a de ne voir dans le début des maladies des des enfans qu'une cause vermineuse.

Nul doute assurément que, dans les colonies, et généralement dans les pays chauds, les vers ne se rencontrent plus communément que dans les autres climats, et que l'attention ne doive y être plus spécialement dirigée contre eux. Mais est-ce une raison pour les accuser toujours des altérations qui surviennent dans la santé des enfans? C'est cependant ce qui arrive pour la plupart du temps. Partant de ce principe, les parens prennent sur eux d'administrer immédiatement les vermifuges, ce qui demande ordinairement plusieurs jours. Or, si la maladie n'emprunte pas son caractère de l'irritation produite par la présence des vers, elle acquiert alors d'autant plus d'intensité que les médicamens employés ne peuvent que contribuer à accroître le désordre. Ceci s'adresse plus particulièrement au sirop dit de *Brinvilliers* (1), dont beaucoup de personnes font usage en pareil cas, préparation qui, pour le dire en passant, devrait être entièrement exclue de la thérapeutique, comme substance capable de produire les plus grands accidens (ce qui n'est pas à beaucoup près sans exemple), et qui ne paraît pas l'emporter toujours sur les autres vermifuges, ainsi que je l'ai vu dans plus d'une occasion.)

Les inconvéniens qu'entraîne alors après lui le sirop de *Brinvilliers* sont surtout dus à la ferme persuasion, 1.° qu'il faut absolument le donner pendant trois jours pour en obtenir quelque effet ; 2.° que, dans le cours de toute fièvre ; ce sirop est un grand calmant.

Nul doute, quant au premier point, que, dans le cas de vers, une administration incomplète de ce remède manquerait le but qu'on se propose. Or, le sirop de *Brinvilliers* a cela de commun avec tous les vermifuges. Mais si l'affection à laquelle l'enfant est actuellement en

---

(1) Ce sirop est préparé avec la racine du *spigelia anthelmia* (*arapabaca*), pentandr. monogyn. Lin.; gentianes., Juss.

Quelques personnes se servent aussi des feuilles, qu'elles donnent en infusion théiforme.

proie, ne reconnaît pas les vers pour cause; si, au contraire, elle est, par exemple, de nature bilieuse, à quels effets fâcheux ne donneront pas lieu et le temps perdu à employer un remède inutile, et l'irritation que produira infailliblement une préparation qui, comme le médicament en question, a une influence si manifeste sur le système nerveux ! N'est-il pas évident qu'il tendra naturellement à développer des symptômes ataxiques, si faciles d'ailleurs à mettre en jeu chez les enfans (1) ?

Quant à la propriété calmante généralement attribuée au sirop de *Brinvilliers*, n'est-il pas évident qu'il y a erreur, et que cette opinion n'est tout au plus applicable qu'aux cas de fièvre vraiment vermineuse, dont les accidens nerveux cessent ou diminuent d'une manière quelquefois soudaine peu de temps après l'administration de ce sirop, comme il arrive pour les autres vermifuges ? En raisonnant de la sorte, et confondant ainsi la cause avec l'effet, ne pourrait-on pas avancer aussi que l'émétique est un calmant, puisque, dans un grand nombre de cas, on voit son action amener la disparition complète de l'appareil nombreux des symptômes qui caractérisent un embarras gastrique ?

Il suit de ce que je viens de dire que trop souvent, et lorsque la maladie de l'enfant n'est pas due à la présence des vers, le médecin n'est appelé qu'au quatrième et souvent au cinquième jour, et qu'en reconnaissant même à cette époque la nature réelle de l'affection, ses soins deviennent impuissans à l'égard des désordres qui ont été introduits dans l'économie par les circonstances ci-dessus.

---

(1) Le sirop de *Brinvilliers* paraît avoir une influence directe sur la rétine, dont il exalte la sensibilité d'une manière remarquable. Les enfans à qui on l'administre doivent être entièrement soustraits à l'action de la lumière. En effet, il suffit que la flamme d'un corps en ignition vienne frapper l'œil, pour déterminer à l'instant même des convulsions. Il existe beaucoup d'exemples d'individus qui en ont été victimes. Néanmoins, lorsque de pareils accidens surviennent, et qu'on est appelé à temps, on y remédie ordinairement avec succès par l'usage des acides végétaux, et notamment de l'acide citrique, donnés à grandes doses.

8

Je pourrais étayer cette proposition de beaucoup de faits, si c'était ici le lieu. Je dirai seulement que feu le docteur *Leblanc*, praticien d'un grand mérite, et dont le souvenir sera long-temps cher aux habitans de la Guadeloupe, m'a souvent répété que, dans sa pratique et dans celle de ses confrères, il avait vu de nombreux exemples d'enfans victimes du préjugé dont il est question, comme aussi il avait été témoin de plusieurs événemens funestes causés par l'usage du sirop de *Brinvilliers*, même lorsque les vermifuges paraissaient être positivement indiqués. Il ne cessait d'émettre le vœu de voir enfin disparaître de tels abus. Mais quoi de plus difficile que de déraciner les erreurs populaires !

Par la présence des vers dans l'estomac.

J'ai dit plus haut que les convulsions produites exclusivement par la présence des vers dans l'estomac étaient très-rares, puisqu'en effet je n'en ai rencontré aucun exemple avéré. Nul doute néanmoins qu'elles puissent survenir par cette cause, mais seulement, je pense, chez des individus d'une sensibilité exquise. C'est au moins ce que me porte à croire le peu d'observations venues à ma connaissance, prises dans ma pratique et dans celle de plusieurs médecins, sur une grande quantité d'enfans qui ont rendu des vers par le vomissement. Les négrillons offrent des exemples fréquens du cas dont il s'agit. Les vers sortent quelquefois en si grand nombre, qu'ils s'engagent en partie par les fosses nasales. Cependant on voit très-rarement survenir des accidens nerveux.

Je ne répéterai point ici les signes auxquels on reconnaît qu'il y a des vers dans l'estomac : je les ai indiqués plus haut (1). On observera seulement qu'ils sont si distincts, qu'il est imposible de ne pas découvrir la vérité. Aussi me paraît-il difficile que des convulsions se manifestent, lorsque le médecin a été appelé à temps, vu qu'il est toujours aisé d'établir le diagnostic, et que les moyens qui sont con-

_____

(1) Page 32.

venables en pareil cas, sont ordinairement et presque immédiatement suivis de succès. Peut-être même est-ce à ces circonstances qu'on peut attribuer, en grande partie, le peu d'observations de convulsions sous l'influence de la cause dont il s'agit, en même temps que les parens, effrayés par quelques-uns des symptômes, et surtout par les vomissemens, réclament plus promptement les secours de l'art? Ne peut-il pas se faire enfin que, dans ce cas, la sensibilité de l'estomac ne pas soit mise en jeu à un assez haut degré pour réagir sympathiquement sur le cerveau, et produire des accidens nerveux?

Toutefois, dès que, par les signes déjà énoncés, la présence des vers dans l'estomac est rendue manifeste, il faut provoquer leur expulsion. Quelques personnes conseillent d'administrer immédiatement l'émétique. Mais, outre que ce moyen ne réussit pas toujours, il peut encore augmenter l'irritation de l'estomac, considérable en beaucoup de cas, surtout lorsqu'il y a coïncidence d'une dentition pénible. On conçoit d'ailleurs que les vers, étant vivans, puissent échapper au but du mouvement antipéristaltique de l'estomac, tendant à les engager dans l'ouverture cardiaque. Les moyens auxquels on a recours devront donc avoir pour résultat de réduire ces insectes à l'état inerte, soit en les privant de la vie, soit en les frappant de stupeur. J'ai constamment obtenu des succès en faisant prendre aux malades une potion dans laquelle entraient, à doses suffisantes, l'éther sulfurique et la teinture d'assa-fœtida ayant pour véhicule une eau distillée de quelque plante aromatique, comme la camomille, la menthe, la cannelle; j'y ajoutais parfois quelques grains de camphre. Je donnais en même temps pour boisson une légère limonade. L'usage de ces moyens était continué jusqu'à ce qu'il y eût une diminution marquée dans les symptômes, et particulièrement dans les efforts pour vomir, qui cessaient naturellement après l'expulsion de quelques vers. Je faisais prendre ensuite aux malades une dose d'huile de palma-christi, qui entraînait dans les intestins grêles ceux qui avaient échappé aux contractions de l'estomac. J'ai toujours obtenu, je le répète, des succès marqués en suivant la méthode que j'indique, et c'est aussi celle qui est appropriée aux adultes, chez lesquels on rencontre très-fréquemment le même cas, et particulièrement chez les nègres. Ici le vomissement est quelquefois porté jusqu'à la syncope. Je l'ai vu néanmoins disparaître en très-peu de temps, et comme par enchantement, par l'usage des moyens dont je viens de parler. En effet, les accidens étant évidemment causés par l'irritation, pour ainsi dire, mécanique que les vers exercent sur la membrane muqueuse, il devient naturel qu'ils cèdent incessamment à l'administration des remèdes dont il s'agit, et dont l'action immédiate les met bientôt hors d'état de nuire (1).

Par la présence de gaz dans les intestins.

J'ai déjà dit avoir rencontré peu d'exemples avérés de convulsions produites exclusivement par le développement de gaz dans les intestins. Je n'en ai même fourni qu'une observation qui m'a paru la seule authentique. On conçoit néanmoins que la cause dont il s'agit puisse déterminer des accidens nerveux chez des sujets irritables. Mais qu'opposer à ces accidens, lorsqu'ils se développent d'une manière subite, et à un si haut degré que dans l'observation n.° IX? La mort n'est-elle pas alors le résultat nécessaire?

Le développement des gaz dans les intestins est très-fréquent chez les enfans en état de fièvre, et d'autant plus qu'on n'a pas encore eu le temps de solliciter des évacuations. La distension qu'ils occasionnent est évidemment due à la diminution qui survient momentanément dans la contractilité de la tunique musculeuse des intestins, en sorte que celle-ci, ne réagissant pas suffisamment sur eux, les laisse ainsi s'accumuler dans un point ou une étendue plus ou moins grande. C'est dont à ranimer et à maintenir ensuite cette propriété vitale qu'il

---

(1) Il est facile de s'en convaincre en plongeant un ver dans un mélange semblable à la potion que j'indique. L'insecte est bientôt privé de mouvement. Le même effet a lieu avec le suc récemment exprimé du semen-contra.

faut diriger ses soins ; et je pense qu'excepté un petit nombre de cas, il est toujours facile d'y parvenir. Le camphre est ici héroïque. En effet, il m'est souvent arrivé d'être appelé auprès d'enfans dont le ventre était parvenu progressivement à un état de tension considérable par la cause dont nous parlons, et chez lesquels je faisais promptement disparaître ce phénomène par l'usage de ce médicament. J'en faisais principalement des frictions sur l'abdomen, en le faisant dissoudre dans l'huile d'olive. Ces frictions étaient souvent répétées. J'aidais leur action en faisant appliquer des linges chauds ; et en faisant administrer des lavemens éthérés, quand je supposais que les intestins étaient soumis à un état spasmodique.

Ces moyens suffisent presque toujours pour remplir le but proposé, même après un court espace de temps. On y ajoute l'usage à l'intérieur de quelque préparation tonique carminative lorsque, la météorisation ayant lieu chez des sujets faibles, on peut craindre que les intestins grêles ne reçoivent pas un secours suffisant de l'emploi des moyens externes.

La conduite que j'indique ici est celle qu'il faut tenir avant comme après une convulsion, en ayant soin toutefois de donner le plus tôt possible quelque laxatif, dans la vue d'expulser les matières hétérogènes dont la présence est le plus propre à dégager les gaz, cause de la météorisation, et n'oubliant jamais d'opérer le dégorgement des vaisseaux cérébraux.

Sous l'influence de la dentition.

D'après l'observation que j'ai faite de la facilité avec laquelle s'opère, en général, la dentition dans les colonies, malgré l'extrême irrégularité de la nature, dans cette opération, on peut, jusqu'à un certain point, se rendre compte de la rareté des convulsions produites par cette cause (1).

---

(1) *Underwood* pensait que l'époque de la dentition demandait généralement

C'est ici qu'il est facile d'établir un diagnostic certain, par les signes commémoratifs et actuels, les premiers étant facilement fournis par les parens ou par les personnes qui vivent habituellement avec l'enfant ; les seconds, par l'inspection des gencives, leur gonflement, et la sensibilité extrême que développe au même instant la moindre pression exercée sur elle, etc. ; enfin par la dent elle-même, qu'on aperçoit presque toujours facilement. On acquerra un degré de certitude plus considérable, si les accidens sont dus à la sortie tardive d'une dent angulaire qu'a précédée celle d'une petite molaire correspondante; ou enfin à la sortie d'une de celles-ci, la dentition ayant, du reste, été régulière.

La cause une fois reconnue, doit-on, toujours procéder à l'incision de la gencive? Je réponds par l'affirmative. Quelques personnes ont néanmoins conseillé le contraire, craignant de produire des convulsions. Il est bien vrai que le cas peut arriver, et ce n'est pas sans dessein que j'en ai cité un exemple. Mais d'abord n'est-il pas certain que les accidens nerveux sont infaillibles, si l'on ne fait cesser l'obstacle mécanique qui s'oppose à la sortie de la dent? Et d'ailleurs, en admettant que l'incision soit immédiatement suivie de convulsions, cela arrive-t-il toujours? Et n'est-on pas assuré qu'une fois cessées, elles ne reparaîtront plus? Le dégorgement sanguin causé par cette petite opération ne produit-il pas un soulagement marqué dans les parties enflammées? D'un autre coté, si l'on ne prend ce parti, à quels dangers n'expose-t-on pas l'enfant, surtout si la résistance qu'éprouve la dent ne provient pas seulement de celle que lui offre la gencive ou la dent voisine, mais encore de celle de la membrane nerveuse ou périoste qui n'a pas été perforé, mais seulement soulevé ! N'est-il pas évident que la sensibilité portée au plus haut degré d'exaltation peut et doit, pour la plupart du temps, amener des accidens dont l'enfant deviendra peut-être victime ? Et par quel moyen remplacer l'incision de la gencive ? Sera-ce par quelques lotions émollientes, ou par

de l'attention, mais qu'il y avait beaucoup moins de victimes qu'on se l'imagine vulgairement. Chap. 16, de la dentition.

des frictions locales et réitérées de quelque substance narcotique? Ces moyens seraient sans doute d'une insuffisance absolue.

Je le répète donc, l'incision de la gencive est le seul moyen duquel on doive attendre les avantages requis. Mais il ne faut pas, comme on l'a conseillé (1), se contenter de faire quelques scarifications au lieu d'une incision profonde, dans la crainte de produire une trop grande douleur. En effet, non-seulement les scarifications ne rempliraient pas le but qu'on se propose, et feraient souffrir inutilement l'enfant, mais encore elles pourraient déterminer ultérieurement l'ulcération des gencives, ainsi qu'on l'a vu plusieurs fois (2).

Il y a néanmoins pour faire cette petite opération un temps d'élection. Ainsi on choisira, autant que possible, le moment où la dent force la gencive, au point d'y faire paraître une protubérance blanche. L'incision est alors plus facile à pratiquer, et la dent se montre immédiatement. D'ailleurs on ne s'expose pas à être obligé de recommencer, ce qui n'est pas sans inconvénient. Dans tous les cas, l'incision doit être cruciale, et s'étendre exactement aux quatre tubercules, quand il s'agit d'une dent molaire. Sans cette précaution, on a vu les accidens se renouveler; et c'est probablement là le cas qui avait fait dire à *Van-Swieten* qu'il n'aimait pas de pareilles sections. Enfin on devra retrancher les lambeaux résultant de l'incision.

Je n'ai pas besoin de dire qu'on aura dû préliminairement pourvoir aux accidens dépendans immédiatement d'une dentition pénible, en appliquant, par exemple, des sangsues derrière les oreilles, pour détruire toute congestion cérébrale, et en tenant le ventre libre à l'aide de lavemens et de doux laxatifs, afin de s'opposer à toute irradiation sympathique provenant de la surface des intestins grêles, etc. On assurera ainsi à l'enfant tous les avantages qu'il doit ressentir de la petite opération dont il s'agit, et qui n'a, je pense, rien de bien douloureux.

(1) *Heister*, *Millar*.
(2) *Underwood*, chap. 16, de la dentition.

Sous l'influence de l'accélération des mouvemens du cœur.

Cette cause, qui n'est pas, fort heureusement, aussi commune que les autres, n'en est pas moins avérée : je pense que les exemples que j'en ai donnés plus haut le prouvent suffisamment, et particulièrement les observations n.ᵒˢ XII et XIII. Il faut néanmoins admettre qu'on ne saurait rencontrer de pareilles convulsions que sur des sujets doués d'une susceptibilité nerveuse portée au plus haut degré. (1)

Les enfans chez qui une semblable disposition se fait remarquer sont d'autant plus exposés aux accidens dont nous parlons que la fièvre a débuté par un frisson plus ou moins long, et que, subséquemment, le mouvement du centre à la circonférence se fait long-temps attendre.

Je ne puis, à cet égard, m'empêcher de faire remarquer combien, en général, la sueur tarde à se manifester dans les fièvres des enfans : c'est une observation que j'ai constamment faite, et qui, au premier abord, semble contradictoire dans un climat sous l'influence duquel le système cutané doit nécessairement jouir d'une grande activité. Cette observation frappe d'ailleurs d'autant plus qu'elle n'est pas commune aux autres âges. Peut-être pourrait-on en trouver, jusqu'à un certain point, l'explication dans l'usage général des bains froids appliqués aux enfans, et qu'on commence même presque immédiatement après leur naissance, dans la vue, dit-on, de les fortifier. Mais comment adopter une pareille idée à l'aspect d'un enfant plongé dans l'eau froide, surtout dans les premiers temps de son existence, à moins qu'on ne veuille prendre pour marques de plaisir les cris déchirans qu'il fait entendre, et qui forcent souvent de le retirer du bain après un court séjour? Croira-t-on qu'on puisse retirer un avan-

_____

(1) C'est à cette espèce de convulsion que j'applique le mot *symptomatique*. Il n'y a, en effet, ici aucune action sympathique comme dans les précédentes, mais bien une action directe, qui consiste dans l'ébranlement des nerfs cérébraux, par suite de la commotion imprimée à l'organe encéphalique. Les convulsions ont, pour ainsi dire, en pareil cas, une cause mécanique.

tage marqué de l'immersion dans l'eau froide, d'un enfant qui s'y agite et se débat en tous sens, témoignant ainsi son malaise, en même temps que la face devient d'abord animée, puis ensuite violette, résultat nécessaire des contractions et des mouvemens violens auxquels il se livre,

Les anciens, qui faisaient un grand usage des bains, avaient dû naturellement fixer leur attention sur leur utilité. Et remarquez que les écrivains qui nous en ont le plus parlé habitaient des pays chauds ou les doux climats de l'Asie. Ces écrivains grecs avaient donc observé « que les bains froids faisaient une impression pénible sur le dia- « phragme, qui est le centre de nos forces et l'appui de tous nos « mouvemens, forts ou faibles; que de là il résultait un tremblement; « que ces bains étaient nuisibles aux lombes, aux reins, vu la vive « impression qu'ils font sur la fibre et sur la moelle allongée. HIPP., de Liquid. usu.) Ils avaient observé l'effet contraire des bains chauds; voilà pourquoi ils recommandaient plus de prudence dans l'usage de l'eau froide que de l'eau chaude. (HIPP., loc. cit.) Ils n'ignoraient cependant pas que le corps, resserré par un bain froid, acquiert ensuite plus de chaleur; ils n'ignoraient pas non plus que la faiblesse, les défaillances, suivent le trop fréquent usage des bains chauds. (HIPP., de Affect.), etc., etc. En conséquence de leurs observations, ils avaient déduit des règles pour leur conduite; ils se dirigeaient d'après les bons ou mauvais effets qui résultaient de l'un ou l'autre côté. Ainsi ils disaient qu'en faisant usage des bains chauds, la température de l'eau ne doit jamais être au même degré que celle du corps, mais au-dessous; et qu'en général dans l'usage des bains chauds et des bains froids, il faut éviter les deux extrêmes. (HIPP., de Liquid. usu.)

Quant aux enfans, comment se conduisaient-ils? Le voici, et notez toujours bien que c'était dans des pays chauds. « Mais les enfans « doivent être lavés long-temps dans l'eau chaude. On leur donnera « aussi un peu de bon vin avec de l'eau tiède. En agissant ainsi, ils « seront moins sujets aux convulsions, profiteront mieux, et auront « meilleures couleurs. (HIPP., de salubri diœtâ.)

9

Voici encore un passage de la plus grande importance, tiré des oracles du vieillard de Cos, et bien contradictoire avec la manière de penser de ceux qui conseillent les bains froids pour l'enfance. « S'il « est plus salutaire, dit *Hippocrate*, que la transpiration ne soit pas « abondante, on est, d'un autre côté, plus exposé aux maladies, « quand on ne diminue pas la densité de la peau pour la rendre « plus transpirable, etc., etc. (*de Alimento.*)

On n'a considéré dans les bains froids que la chaleur momentanée qui suit leur usage, et la force qu'on s'en promet ultérieurement. Or, l'effet de cette chaleur est infiniment moindre dans l'enfant que dans l'adulte, dont la peau n'est plus surchargée de cette humeur muqueuse qui obstrue, pour ainsi dire, les pores du premier. Plutarque, qui avait si bien observé l'homme physique et l'homme moral, disait qu'il y avait plus d'ostentation que d'utilité dans l'usage des bains froids, et cela pour les adultes, etc., etc.

En voilà, je pense, bien assez pour prouver que l'usage général des bains froids, appliqués aux enfans, ne peut que leur être préjudiciable, et contribue puissamment à imprimer à la peau cet état de rigidité qui amène souvent des résultats fâcheux chez certains sujets naturellement très-irritables.

Je reviens au traitement. Or, le médecin appelé auprès d'un enfant actuellement soumis à des convulsions du genre de celles dont il s'agit, peut-il facilement en reconnaître la cause ? Non assurément, puisque, ainsi que je l'ai déjà dit, elles offrent absolument les mêmes phénomènes pendant leur durée, et les mêmes observations quand elles ont cessé. L'expérience des mêmes accidens répétés sur le même sujet peut seule fixer son diagnostic à cet égard, et on conçoit néanmoins combien cette connaissance peut devenir importante en certains cas pour le choix des moyens thérapeutiques. En effet, la nature de ces derniers doit tendre uniquement, en bien des occasions, à suspendre le paroxysme suivant, sans avoir égard aux indications particulières qui pourraient se recontrer. On devra donc, pour parvenir à la connaissance de la vérité, prendre tous les renseignemens capables d'y

conduire. Ainsi on s'informera des maladies antérieures et du caractère qu'elles ont présenté ; si l'enfant est naturellement irascible, vif,
coloré ; s'il jouit d'un sommeil tranquille ; si les parens sont d'un tempérament nerveux , etc. , etc. ; enfin c'est alors qu'il deviendra avan-
tageux de procéder par voie d'exclusion , ainsi que je l'ai dit plus haut.

Au reste, il faudra employer et faire marcher de front tous les
moyens dont nous avons fait mention jusqu'ici, tels que les sangsues
derrière les oreilles, les bains alcoholisés , les frictions camphrées et
les embrocations émollientes sur le ventre , les lavemens simples ou
éthérés ; les potions de même nature , les boissons à la fois légèrement diaphorétiques et calmantes , et particulièrement l'infusion de
fleurs de tilleul , l'eau de fleurs d'oranges , etc.; les rubéfians, appliqués sur des surfaces éloignées, etc. Mais je ne balance pas à regarder comme le plus utile de tous l'usage des sangsues. Cependant,
dans les cas dont il est question , le médecin ne doit pas attendre, pour
s'en servir , que les convulsions soient effectuées , mais bien avant,
s'il est mandé à temps. En effet, on ne peut toujours se flatter de se
rendre maître de pareils accidens, qui peuvent devenir promptement mortels. Cette conduite est d'ailleurs plus essentielle encore
à observer quand on se décide à combattre les signes de congestion
intestinale , alors qu'ils sont trop saillans pour ne pas faire craindre
une prompte rechute, si on les négligeait. Enfin , disons-le encore ,
le médecin doit toujours diriger principalement son attention vers le
paroxysme suivant, afin de le faire disparaître, ou du moins d'en diminuer l'intensité (1). Dans ce dernier cas, il devra, lorsqu'il est marqué par un frisson, chercher à en abréger la durée comme, par exemple, en enveloppant les extrémités avec des linges chauds, et en

(1) On administre de préférence le sulfate de quinine , dont la découverte est
si précieuse pour les enfans. Un effet que j'ai remarqué fréquemment être produit
par ce médicament, à tous les âges, consiste dans un état plus ou moins prononcé
d'une surdité passagère, et qui , correspondant au temps du paroxysme ou de
l'accès suivant, quand il n'a pas eu lieu , se dissipe spontanément à l'époque de
la rémission. J'ai moi-même offert un exemple de ce phénomène.

administrant quelque boisson tiède. Dans des cas semblables, j'ai quelquefois conseillé avec succès l'usage d'un bain à une température un peu plus élevée que celle d'un bain domestique, c'est-à-dire de vingt-trois ou vingt-quatre degrés, et toujours avec addition de quelque liquide alcoholique; mais on doit bien prendre garde que l'eau ait une température trop élevée, sans quoi on produirait infailliblement ce qu'on veut éviter, une congestion cérébrale. Il faut ensuite, lorsqu'on retire l'enfant, exercer de douces frictions sur la surface de son corps.

J'ai dit, en commençant l'article du traitement, que, si les convulsions étaient fréquentes chez les jeunes sujets dans les colonies, elles m'avaient presque toujours paru céder facilement à un traitement approprié, et devenaient ainsi rarement funestes. Je ne fais pas difficulté de faire exception pour celles dont il s'agit en ce moment. On en conçoit aisément la raison.

Il n'est pas inutile d'ajouter que, lorsqu'on rencontre, sous la zone torride, des enfans doués d'une susceptibilité nerveuse portée à un assez haut degré pour produire ou faire craindre des convulsions au moindre accès fébrile, les moyens thérapeutiques ne peuvent manquer de perdre à la longue leur avantage en même temps que les accidens deviennent de plus en plus fréquens et redoutables. On ne doit donc pas balancer à transporter le malade sous une latitude tempérée, dont l'influence permanente diminue la prédominance nerveuse, en faisant disparaître l'atonie des membranes muqueuses digestives, cause constante et immédiate du retour à l'état de fièvre, par l'élaboration incomplète des alimens, et en rendant aux autres systèmes de l'économie, en général, la force et l'énergie qu'ils ont perdues (1).

---

(1) Depuis son arrivée en Europe, l'enfant qui fait le sujet des observations XII et XIII n'a eu que quelques indispositions, qui n'ont donné que peu d'inquiétude. La nature semble, au contraire, avoir agi en sa faveur en faisant naître un écoulement par une oreille à la suite d'une affection catarrhale de cette partie, et en déterminant ensuite l'engorgement de quelques glandes cervicales.

HIPPOCRATIS APHORISMI.

(*edente* PARISET).

I.

Ad dentionem verò accidentibus, gingivarum pruritus, febris, convulsiones, alvi profluvia, et maximè ubi caninos dentes producunt, et iis qui inter pueros sunt crassissimi, et qui alvos duras habent. *Sect.* 4, *aph.* 25.

II.

In febribus, spiritus offendens, malum; convulsionem enim significat. *Sect.* 6, *aph.* 68.

III.

Convulsio fit, aut à repletione, aut ab evacuatione; sic quidem singultus. *Ibid.* , *aph.* 39.

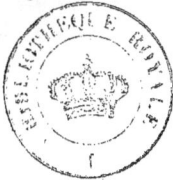

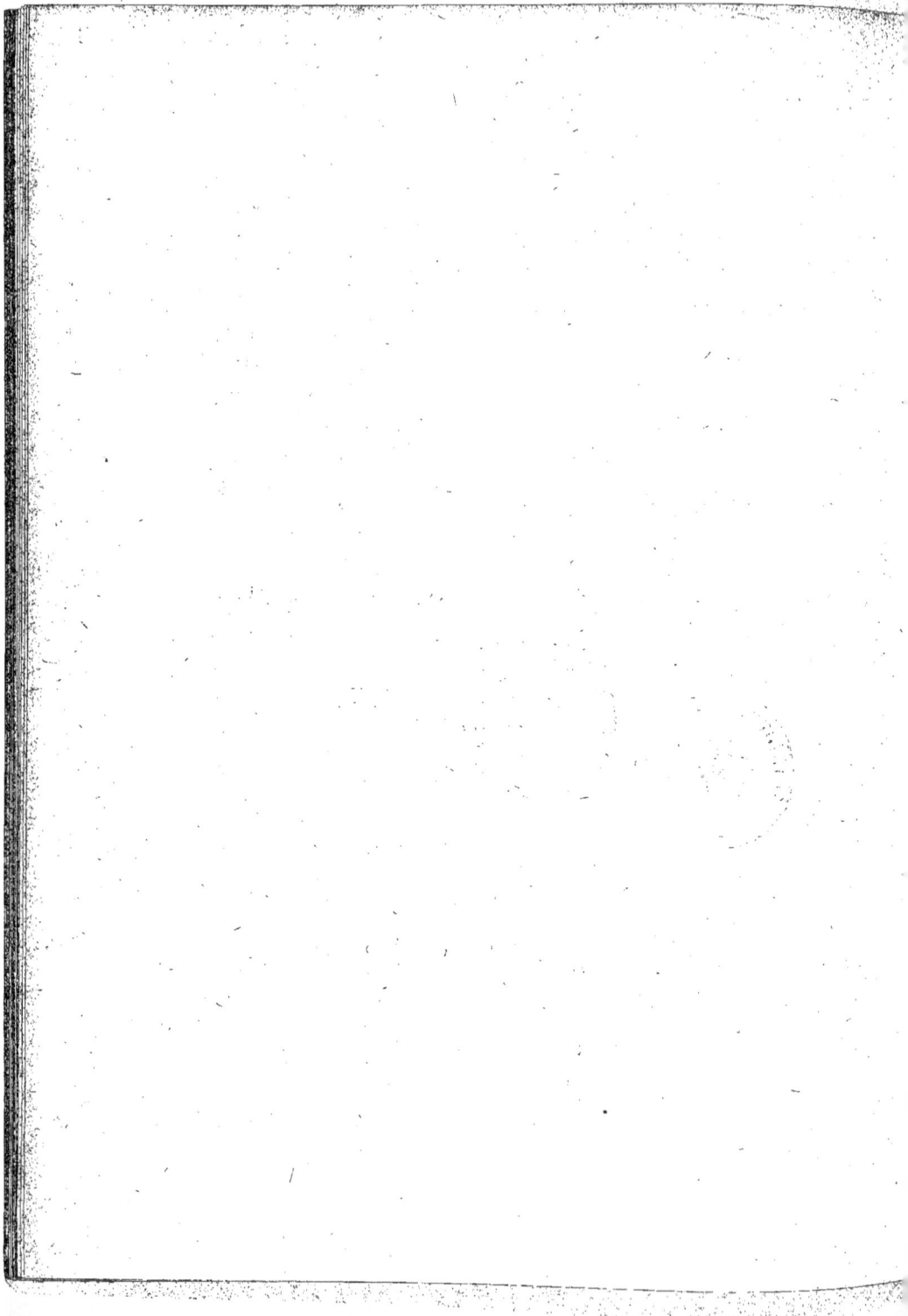

www.ingramcontent.com/pod-product-compliance
Lightning Source LLC
Chambersburg PA
CBHW070814210326
41520CB00011B/1946